世界卫生组织失能评定量表手册

WHODAS 2.0

主　编
TB Üstün，N Kostanjsek，
S Chatterji，J Rehm

主　译
毕　胜

人民卫生出版社

图书在版编目（CIP）数据

世界卫生组织失能评定量表手册/(瑞士)T. B·乌斯顿主编；
毕胜译.—北京:人民卫生出版社,2016
ISBN 978-7-117-23453-5

Ⅰ.①世… Ⅱ.①T…②毕… Ⅲ.①世界卫生组织-康复评
定-手册 Ⅳ.①R49-62

中国版本图书馆 CIP 数据核字(2016)第 240981 号

人卫智网　www.ipmph.com	医学教育、学术、考试、健康，	
	购书智慧智能综合服务平台	
人卫官网　www.pmph.com	人卫官方资讯发布平台	

世界卫生组织失能评定量表手册

主　　译：毕　胜
出版发行：人民卫生出版社（中继线 010-59780011）
地　　址：北京市朝阳区潘家园南里 19 号
邮　　编：100021
E - mail：pmph @ pmph.com
购书热线：010-59787592　010-59787584　010-65264830
印　　刷：三河市博文印刷有限公司
经　　销：新华书店
开　　本：710×1000　1/16　印张：9
字　　数：171 千字
版　　次：2016 年 12 月第 1 版　2016 年 12 月第 1 版第 1 次印刷
标准书号：ISBN 978-7-117-23453-5/R·23454
定　　价：35.00 元

打击盗版举报电话：010-59787491　E - mail：WQ @ pmph.com
（凡属印装质量问题请与本社市场营销中心联系退换）

序

2001 年 5 月，世界卫生组织发布了 *International Classification of Functioning, Disability and Health*（ICF）的正式版本。它是 WHO 分类家族中的重要成员，是一个在个体和人群水平上描述和测量健康的理论性框架。它从身体、个体和社会观点出发，以"身体功能和结构"和"活动和参与"两个基本方面来描述所包含的内容，并且包含可以引起这些因素互动的环境因素和个人因素。ICF 能够从中性角度来描述患者功能出现障碍的原因，将功能状态与失能的程度视为是个体的健康状况、环境背景因素与个人因素之间的复杂互动关系，它提供了一个跨文化、年龄与性别变化的健康分类工具。

虽然 ICF 正式发布至今已经有 15 个年头，并推出了几十个不同病种和疾病不同阶段的核心组合，研究文献也达上千篇，但在实际应用领域至今处于"叫好不叫座"的尴尬地位。至今只有一些欧洲国家少量机构进行常规应用，没有进入美国康复评价体系的主流，中国大陆同仁也多次举办活动推动这一评价体系的应用，但到目前为止成效甚微。究其根本原因，是 WHO 对这些 ICF 核心组合至今没有推出官方详细的使用指南，让使用者无所遵循，最后难以拿出可信的结果。

实际上，WHO 已于 2010 年在 ICF 基础上开发出 WHODAS 2.0，这是 WHO 开发的可跨文化测量健康与失能标准方法的一般性评定工具，经过在不同国家一系列标准的测试后正式发布。WHODAS 2.0 采用患者主观感受为主的评价手段即患者报告结局测量（patient-reported outcome measures），该方法简便易行，也是目前国际上临床结局评价的趋势之一。

随着 ICF 自 *International Classification of Impairments, Disabilities and Handicaps*（ICIDH）的演变完成，一些名词的含义也发生了一定的变化。例如在 ICF 框架下，Functioning 是一个包括所有的身体功能、活动和参与在内的包罗万象的术语；Disability 是一个包括损伤、活动与参与在内的包罗万象的术语；加之 ICF 以正性和中性词为主来描述健康状况，故笔者认为 Disability 以翻译为"失能"更加合适，这更能体现出 ICF 的本意，故本书中除了个别地方沿袭传统译法以外，Disability 均翻译为"失能"。

目前中国缺乏对医疗质量和健康状况统一的评价工具，美国经济学家 Edwards Deming 教授曾说"You can't improve what you don't measure"（如果你无法衡量所做的事情，那么你同样无法改进它）。提高中国医疗和康复质量任重而道远，希望本书能够对此有所贡献。

毕 胜

2016 年 9 月于北京

前　言

　　世界卫生组织失能评定量表（WHODAS 2.0）是 WHO 开发的可跨文化测量健康与失能的标准方法的一般性评定工具。由一系列复杂的国际功能，失能与健康（ICF）的项目发展而来，因而对于测量某干预造成的差别足够可信及敏感。这是通过对同一个体干预前后进行测量而得来的。一系列的系统领域的研究用来衡量此量表的跨文化适用性，信度与效度，以及在健康服务领域的应用研究。研究发现 WHODAS 2.0 可用于调查一般人群的健康与失能水平，及测量干预前后的临床有效性与产出。

　　此手册总结了用于 WHODAS 2.0 开发的方法及此目录用于某区域的一般健康人群包括精神与神经疾病时的发现。此手册对于想要使用 WHODAS 2.0 的研究者或临床工作人员会非常有用。此手册提供了一般人群的标准值；这就为 WHODAS 2.0 在某些亚人群中所测得的数据得以与一般人群的数据进行比较。

　　此手册的目标受用者为公共健康专业人士，医生，其他健康专业人员（如康复人群，物理治疗师和作业治疗师），卫生政策计划员，社会科学家和其他参与关于失能与健康的研究的个体。对于一般健康工作者，还有精神病医生，心理医生，神经科医生及成瘾工作者也会特别对此感兴趣，因为此工具将心理健康与成瘾问题与其他一般健康领域的问题放在同等的基础上。

　　如果没有来自世界不同地方的人员的广泛支持，WHODAS 2.0 的开发是不可能成功的，为此他们奉献了大量的时间与精力，在国际性合作网内组织资源。在此，我们感谢领导中心，组织机构及个人，同样也感谢那些在这个持续了 10 年的大项目中于不同领域给予帮助的无数个体。关于此项目的进一步信息在 WHODAS 2.0 的网页上可查询。

WHODAS 2.0 合作观察员

　　主要的合作观察员，按国家列出：

　　Gavin Andrews（澳大利亚），Thomas Kugener（澳大利亚），Kruy Kim Hourn（柬埔寨），Yao Guizhong（中国），Jesús Saiz（古巴），Venos Malvreas（希腊），R Srinivasan Murty（印度，班加罗尔），R Thara（印度，金奈），Hemraj Pal（印度，新德里），Ugo Nocentini and Matilde Leonardi（意大利），Miyako Tazaki（日本），Elia Karam（黎巴嫩），Charles Pull（卢森堡），Hans

Wyirand Hoek（荷兰），AO Odejide（尼日利亚），José Luis Segura Garcia（秘鲁），Radu Vrasti（罗马尼亚），José Luis Vásquez Barquero（西班牙），Adel Chaker（突尼斯），Berna Ulug（土耳其），Nick Glozier（英国），Michael von Korff，Katherine McGonagle and Patrick Doyle（美国）

评估工具工作组

工作组成员包括：

Elizabeth Badley, Cille Kennedy, Ronald Kessler, Michael von Korff, Martin Prince, Karen Ritchie, Ritu Sadana, Gregory Simon, Robert Trotter and Durk Wiersma

WHO/美国国立卫生研究院关于失能的评定与分类的联合项目

主要参与 WHO/美国国立卫生研究院关于失能的评定与分类的联合项目的人员按机构列出：

Darrel Regier, Cille Kennedy, Grayson Norquist 及 Kathy Magruder（国家心理健康研究所；NIMH）；Robert Battjes 与 Bob Fletcher（国家药物滥用研究所，NIDA）；和 Bridget Grant（国家酒精滥用与酗酒研究所，NIAAA）。

除编者以外，几位 WHO 的工作人员和顾问也是 WHO/NIH 项目的成员；尤其是 Shekhar Saxena 和 Joanne Epping-Jordan 起了关键作用。此外，我们同样感谢 Jayne Lux, Cille Kennedy, Sarah Perini, Rueya Kocalevent 与 Dan Chisholm 提供的编辑上的帮助，以及 Ulrich Frick 和 Luis Prieto 所提供的统计上的帮助。

TB Üstün, N Kostanjsek, S Chatterji, J Rehm

主　编

致　谢

　　本书翻译过程中王刚、卢茜、张佳玮等做了大量工作，在此一并致谢！

　　书中译文虽经反复校对、推敲，但由于本书是量表翻译，要求更高，不妥之处在所难免，敬请读者在使用过程中指正。

目　录

第一部分
背　　景

1 简介

1.1 失能评定为什么重要?

评价患者得了何种疾病需要采用艺术和科学的诊断手段。这种知识帮助指导治疗和处理策略;同样也一定程度上帮助预测结果和判断预后;尽管诊断是有价值的,然而从其自身角度来看,诊断不足以帮助病人了解其整体状态及其生存经验;因而才有这样的谚语"没有疾病,但有病人"。

与疾病本身同样重要的是患者能否在其家庭,工作,学校或其他社会场所执行其常规活动以配合其在不同环境中的身份。总结一句话就是"当个体生病时他(她)能做什么、不能做什么",从这个层面讲这与疾病所关心的内容完全不同且独立。关于功能(例如:在特定生活领域的客观表现)和失能的信息总是临床工作者与社会服务从业者所关注的;然而,关于功能与失能的合适的测量一直以来都缺乏统一的定义及工具。定义死亡与疾病简单,但定义失能很困难,同样的评价失能也很困难。

失能是一项重要的健康事项。当全世界的评定都是针对疾病的负担时候,其实超过半数过早死亡的负担是因为整体失能[1]。人们通常求助医疗服务是因为疾病使他们不能做他们原来能做的事情了(他们没有能力了),而不是因为他们有这个疾病。提供医疗服务的人员认为疾病限制了某人的日常活动才是有临床意义的,他们利用失能相关的信息作为他们评价和制订计划的基础。

从公共健康的角度,失能已经同死亡一样重要。随着医疗技术的提高,死亡率的降低,相对应寿命的增长导致慢性疾病的增加,因而长者的伴随生命的特殊需要也相应增加。公共健康关注的已不仅是死亡率而迈向了失能,来设定健康系统的优先等级,测量结果,评价效果及表现。框1-1总结了失能评定的重要性。

1.2 为什么要开发评定失能的方法?

失能的定义和测量都是困难的,因为失能与生命的很多领域相关,且包括了人与环境的交互作用。世界卫生组织(WHO)评定和区分人类功能、失能和健康计划将100多个国家的代表集合起来做了一份国际区分功能、失能和健康（ICF）的统一模板[2]。

ICF将个体的每个功能——从身体、个人或社会的水平——为操作性评定提供一个定义，定义失能为"某个功能领域能力的降低"[2]。但是，在日常操作中，用ICF来评价及测定失能并不实用；因此，WHO创建了WHO失能评定手册（WHODAS 2.0）来满足这项需求，从而也给不同文化的国家评价健康和失能提供了一个标准的方法。

框1-1　总结了学习和使用失能评定的原因

Box 1.1 为何要学习及使用失能的评价?

对失能的诊断与评定是有价值的，因为医学诊断（给出一个疾病标签）是只能够预测的因素，而不能预测的情况包括：

服务需求——患者需要什么？

医护等级——患者需要初级医护，特殊医护，康复或者其他？

情况转归——预后如何？

住院时间——患者需要住在医院多久？

残疾人福利的领取——病人是否领取福利金？

工作表现——患者能否回归工作及像从前一样工作？

社会融合——患者能否重回社区并像从前一样？

失能评估对于健康护理及政策决定从以下几个方面来看是有意义的：

确认需求

配合治疗与干预措施

结果及有效性的测量

优先权的安排

资源分配

1.3　WHODAS 2.0 是什么?

WHODAS 2.0是可以从人群水平测量水平或在临床操作中，对健康和失能进行测量的实用性的、通用的测量工具。WHODAS 2.0从功能水平上抓住以下6个领域[3]：

领域1：认知——理解及沟通

领域2：移动能力——四处自由活动

领域3：自理——个人卫生，穿衣，进食及独处

领域 4：与人交流——与其他人互动

领域 5：生活活动——家庭责任，休闲，工作以及学习

领域 6：参与——参加社区活动，融入社会

这 6 个领域——在第 2 章中详细讨论——是经过仔细的回顾现有的研究与观察工具以及跨文化可行性研究而选出来的。

对于这 6 个领域，WHODAS 2.0 提供了在跨文化成年人群使用的可信的测量功能和失能手册及总结。

WHODAS 2.0 提供了在功能上任何健康状态的影响的通用度量标准。作为通用测量方式，该文件并不是仅限于某一疾病，因此他能被用于比较不同疾病的失能情况。WHODAS 2.0 也使得设计和监控健康以及与健康干预的影响成为可能。该文件以及证明对评估一般人群和特殊人群（例如，有一定程度智力和身体问题的人）的健康和失能状态非常有用。此外，WHODAS 2.0 使得设计健康和健康干预并监控其影响变得更加容易。

如上所述，WHODAS 2.0 植根于国际功能、失能和健康分类（ICF）的概念框架。所有内容的发展均源于国际功能、失能和健康分类的一系列全面的条目，并直接映射于国际功能、失能和健康分类的"活动和参与"部分[2]。在国际功能、失能和健康分类（ICF）中，WHODAS 2.0 将健康和失能置于一个统一体中，将失能定义为"某个功能领域能力的降低"。此外，WHODAS 2.0，就像国际功能、失能和健康分类（ICF）一样，是病因中性的，也即，它独立于背景疾病或此前的健康状态。这一特点使得它直接聚焦于功能和失能，并能够在独立于疾病情况下评估功能。

WHODAS 2.0 有多个不同版本，在长度和预期的实施模式上存在差异（详见 2.4）。完整版有 36 个问题，缩略版有 12 个问题；这些问题与被调查者在此前 30 天中 6 个生活领域所遇到的功能障碍有关。不同的版本-在第 3 部分给出-能够被调查人员、被调查者自身或者其代理人（如，家人、朋友、看护人员）执行。12 项的版本覆盖了与 36 项版本 81% 的差异性。这两个版本中均有普遍人群的标准。

1.4 为什么使用 WHODAS 2.0？

多种测量失能的方法已经公布；这些也被称之为健康状态测量法或功能测量法。部分最广泛使用的测量法已经总结于表 1-1（PP6，7）。合理的理论基础、优良的心理测量学性能、在不同组别和背景下的广泛应用以及便于使用等诸多方面使 WHODAS 2.0 特别有用。本节总结了 WHODAS 2.0 的主要优点。

直接关联于国际功能、失能和健康分类

WHODAS 2.0 的一个有别于其他失能测量法的独特属性是它直接关联于国际功能、失能和健康分类[2]。尽管其他评估健康状态的通用性方法也能够应用于国际功能、失能和健康分类，但是它们并不能清晰地把症状、失能测量和主观评估区别出来。WHODAS 2.0 之所以独特，是因为它全面覆盖了国际功能、失能和健康分类的领域，适用于包括身体的、智力的以及药物使用障碍在内的所有疾病。它同时以一种文化敏感的方式通过标准量表来评估失能。这将在第 2 章详细论述。

跨文化可比性

与其他失能测量方法不同，WHODAS 2.0 基于覆盖全球 19 个国家广泛的跨文化研究发展而成。经过调查的不同文化的健康状态评估方法的本质和实践才会被挑选进 WHODAS 2.0 项目。这可通过对与健康有关的术语使用语言分析、主要知情者访谈和焦点小组座谈以及定性分析研究（例如，归类和建立概念图[1]）[3]等来实现。在完成后，WHODAS 2.0 在多种不同文化背景和健康人群中进行测试，并被证明不管研究小组的社会人口状态如何它都具有变化的敏感性。

心理测量学特性

WHODAS 2.0 具有优良的心理测量学特性。36 项量表在全球多国的测试-复测研究表明他具有高度的可靠性。所有项目均基于项目-反应理论（也就是，运用数学模型来对问卷调查和测试搜集的数据进行分析）进行挑选。这种方法作为一个整体显示了在不同文化和不同病人群体类型中保持不变的强大因子结构。验证研究也显示，WHODAS 2.0 与其他测量失能和健康状态的方法相比受到临床医务人员和代理评测者的好评。

便于使用和获得

WHODAS 2.0 可在大约 5 分钟时间内进行自测，也可在 20 分钟内通过面谈人员实施。该方法便于评分和解答，不受专利权限制，并已经有超过 30 种语言的版本。

---

[1] "归类"指列出与某一专题相关的标题，然后将之归入相关的类别中的研究方法。"概念图"指建立用于学习知识或收集和分享信息的概念图，图由节点或单元组成，每个节点或单元包含一个概念、项目或问题，节点通过箭头来标示相互间的关系。

表 1-1 通用性健康状态和失能评估方法

方法和主要参考	背景	适用性	测量的健康概念（领域）	项目数量	执行	完成时间（分钟）
WHODAS 2.0 (3~5)	WHO 基于国际功能、失能和健康分类制定。用于不考虑医学诊断的情况下评估人员行动障碍得分与参与受限状态	临床，社区和一般人群	认知，运动，自理，相处，生活，参与	36	本人或通过面谈	5~10 20
LHS (6)	基于 WHO 国际残疾分类（ICIDH）中关于残疾的描述性框架	仅临床人群	移动，定向，职业，身体独立性，社会融入，经济自主	6	本人	5
SF-36 (7~9)	为用于医疗结局研究而发展，该研究调查了提供者、病人和健康系统的特征对医疗结局的影响	临床，社区和一般人群	身体功能，由于身体问题导致的角色限制，身体疼痛，总体健康感觉，活力，社会功能，情绪问题导致的角色限制，心理健康，健康转变	36	本人或通过面谈	10 10
NHP (10, 11)	为用于健康和疾病的流行病学研究而发展。设计用来反映对健康状态的非专业看法，而不是对健康的专业定义	临床，社区和一般人群	能量水平，情绪反应，身体移动能力，疼痛，社会孤立感，睡眠	第 1 部分：健康问题（38 项），第 2 部分：受影响的生活领域（7 项）	本人	5~10

方法和主要参考	背景	适用性	测量的健康概念（领域）	项目数量	执行	完成时间（分钟）
FIM (12)	由美国物理医学与康复学会（AAPM&R）和美国康复医学会（ACRM）资助的一个团队研发。用于评估残疾人进行基本生活所需的帮助	仅临床人群	自理，括约肌控制，转移，移动，交流，社会认知	18	面谈（通过医师，护士或治疗师）	30
BAI (13, 14)	1955年研发，用于评估和监控日常生活的运动能力	仅临床人群	肠道状态，膀胱状态，修饰，卫生间使用，进食，转移，移动，穿衣，上下楼梯，洗浴	5~10	面谈（通过治疗师或其他观察者）	2~5

AAPM&R：美国物理医学与康复学会；ACRM：美国康复医学会；BAI：Barthel 日常生活活动指数；FIM：功能性独立测量法；ICF：国际功能、失能和健康分类；ICIDH：国际病损、残疾和残障分类；LHS：伦敦残障分类；NHP：诺丁汉健康调查表；SF-36：医学结果研究36 项健康调查简表；WHODAS 2.0：世界卫生组织失能评估量表2.0。

1.5 本手册的用途和结构

1.5.1 用途

该手册主要服务于健康专业人员（如，在公共健康、康复、物理治疗和作业疗法领域），健康政策制定人员，社会科学家以及其他参与研究残疾和健康的个人。他将向使用者提供：

- 根据国际功能、失能和健康分类所提供的框架和分类来制定的全新的健康状态和残疾评估方法
- 细化的 WHODAS 2.0 发展、关键特征和应用概览
- 正确和有效使用 WHODAS 2.0 不同版本的全面说明

1.5.2 结构

该手册由 3 部分组成，涵盖背景信息（第一部分）、方法的实施和得分（第二部分）和 WHODAS 2.0 的不同版本（第三部分）。

第 2~4 章，组成第一部分的其余部分，其内容如下：

- 第 2 章论及 WHODAS 2.0 的发展——其发展的基本原理和概念背景，以及其发展进程的方法和阶段。本章也介绍了 WHODAS 2.0 的不同版本，预计使用的方法、来源和主要发现。他包含了将失能融入健康评估的技术基础和应用，并提供了更多有关国际功能、失能和健康分类（ICF）和 WHODAS 2.0 联系的细节。
- 第 3 章主要集中于 WHODAS 2.0 的心理测量特性，讨论了该方法的可靠性和一致性，因素结构，敏感性，项目-反应特性，有效性和一般人群特性。
- 第 4 章概述了 WHODAS 2.0 在普通人群和临床层面的使用，着眼于该方法如何用于人群调查和登记，监控单个病人在临床实践和临床试验中的治疗效果的结局。

第二部分注重实用性。包含 6 章：

- 第 5 章提供了不同模式下使用 WHODAS 2.0 的一般信息和说明，应用该方法的一般指南以及用不同语言开发版本的指导。
- 第 6 章涵盖了 WHODAS 2.0 的评分方法。他包括抽样者的特征信息，计算项目，域得分和总得分，群体规范和对缺失数据的处理。

• 第 7~10 章对所有 6 个领域逐一予以详细说明，提供了使用不同版本 WHODAS 2.0 的详细概要，以及自测材料和抽样训练课程。

在第二部分末尾有术语表和参考文献清单。

如前所述，该手册的第三部分提供了 WHODAS 2.0 的 7 个不同版本。

2 WHODAS 2.0 的开发

本章论及 WHODAS 2.0 的开发——其开发的基本原理和概念背景，发展进程的方法和步骤。也介绍了 WHODAS 2.0 的不同版本，编制目录的方法、来源和主要发现。包含了将残疾融入健康评估的技术基础和应用，并扩展了在第 1 章所提供的有关国际功能、失能和健康分类（ICF）和 WHODAS 2.0 联系的信息。

2.1 WHODAS 2.0 开发的原理和概念背景

最初的失能评估表 WHO/DAS——世界卫生组织于 1988 年发布——用于评估主要是精神病患者[17~20]的功能。自此以后，该方法在荷兰格罗宁根的世界卫生组织合作中心进行了较大修改，并发布称为"格罗宁根社会失能量表"（GSDS）[21,22]。

WHODAS 2.0 是特别开发用来反映国际功能、失能和健康分类的完全不同的方法。世界卫生组织开发国际功能、失能和健康分类作为一种健康的分类和对失能完全体验的一种模型。国际功能、失能和健康分类的失能数据提供了评估在不同健康状态下（包括身体和智力，不管是如何导致的）失能负担的测量。

结构上，国际功能、失能和健康分类基于三个水平的功能，具有相互平行层面的残疾，如表 2-1 所示。

表 2-1   用于国际功能、失能和健康分类的功能和失能水平[2]

功能水平	失能平行水平
身体功能和结构	损伤
活动	活动限制
参与	参与受限

人的功能是健康状态的统一体，每个人都展示在每个领域，在身体、人和社会层面的一定程度的功能。

国际功能、失能和健康分类标准把失能定义为在一种环境中发生的一种健康经历，而不是完全存在于个人的问题。根据植根于国际功能、失能和健康分类标准的生物社会心理学模型，失能和功能是健康状态（疾病，失调和损伤）和情境因素相互作用的结果。该模型认为失能是多维度的，是个人的特性与人的身体、社会和态度环境特性相互作用的产物。它拓展了对失能的认识视野，并使得检测医学、个人、社会和环境对功能和失能的影响成为可能。

该手册的作者强烈推荐 WHODAS 2.0 的使用者阅读在世界卫生组织网站[1]上可获得的有关国际功能、失能和健康分类标准的介绍，以及相关的教育材料。

WHODAS 2.0 意在反映国际功能、失能和健康分类标准的主要特征。它被设计用于在不考虑医学诊断情况下，评估个人所经历的活动限制和参与受限情况。

世界卫生组织在与美国的下列机构-国家卫生研究院（NIH），国家精神卫生研究院（NIMH），国家酗酒和酒精中毒研究院（NIAAA）和国家毒品滥用研究院（NIDA）的合作下开发了 WHODAS 2.0。该项目被称作世界卫生组织/国家卫生研究院（WHO/NIH）失能评估和分类合作项目。

2.2 与 WHO 生活质量工具的关系

世界卫生组织也开发了生活质量（WHOQOL[2]）工具，以评估不同生活领域[23]的主观幸福感。就概念而言，生活质量和功能的构想通常被认为是可互换的。尽管这些构想确实相关联，但是 WHODAS 2.0 测量的是功能（也就是在某一给定的生活领域的客体表现），与此同时，WHOQOL 测量的是主观幸福感（也就是在某一给定的生活领域对其表现满意的感觉）。理想状态下，两个工具应该使用相同的生活领域。然而，WHODAS 2.0 询问的是一个人在某一特定领域"做"什么，WHOQOL 询问的是一个人在某一特定领域"感觉"如何。

2.3 WHODAS 2.0 的开发过程

用于开发 WHODAS 2.0 的方法有几个独特的特性，主要有：

• 合作性的国际路径，意在开发一个评估不同背景下（将在下面详述）健康状态和失能的单一通用工具；

• 一系列独特的跨文化应用研究协议，以确保 WHODAS 2.0 具有跨不同文化和背景的功能和度量标准等价性的高度一致性；

• 与国际功能、失能和健康分类修订的关联性，允许新的工具直接关联于国际功能、失能和健康分类。

---

[1] http：//www.who.int/classifications/icf

[2] http：//www.who.int/whoqol

合作途径

数个文化不同的中心参与实施工具的 6 个领域，记录并挑选问题，获得反应标度并进行初步试验。因此，诸如在不同背景和翻译中标准化、一致性等问题是开发进程的最开始部分。为确保合作真正国际化，区域中心的挑选基于不同的背景、工业化水平、可获得的保健服务以及其他与健康和失能测量有关的标志性特征（例如，家庭中的角色，时间辨别力以及对自我和主流宗教的感知）。

开发 WHODAS 2.0 涉及的广泛而严格的国际研究包括：

- 对功能和失能的概念和测量以及相关工具的文献评论[24,25]；
- 系统性的跨文化运用研究[3]；
- 对开发和改进工具的一系列经验领域的研究。

这些步骤将在下面论及。

现存工具回顾

为了开发 WHODAS 2.0，世界卫生组织召集了由国际专家组成的评估工具工作小组，来回顾现存工具。工作小组广泛挑选工具，包括失能、残障、生活质量以及其他健康状态（例如，日常活动，日常辅助活动，全局性或局部的措施，主观幸福感以及生活质量）。所回顾的 300 个左右的工具反映出在理论框架、术语、测量的概念、评估策略、评估的技能水平、评估目的和评价重点等方面存在较大的差异性。尽管存在差异性，但提炼出一部分"项目"（例如，功能和失能的核心领域）并将之与国际功能、失能和健康分类尽量联系还是可能的。

有关工具的信息存入数据库，展示其共同的项目以及他们的起源和知名的心理测量特性。在 2 年中，工作小组审查了数据和项目库，使用国际功能、失能和健康分类作为通用框架。所进行的回顾工作，使得从所有现存的评估工具知识库中汲取长处来建立 WHODAS 2.0 成为可能；这也表明新的工具与修订的国际功能、失能和健康分类是一致的。

经过仔细审议和初始实验（见下面），工作小组将项目分成下面 6 个领域：

- 领域 1：认知能力—评估交流和思维活动；评估的特别领域包括专心、记忆、解决问题、学习和交流。
- 领域 2：移动——评估诸如站立、室内移动、外出和步行较长一段距离等活动。
- 领域 3：自理——评估卫生、穿衣、饮食和独处。
- 领域 4：相处——评估与他人的互动和因健康状态导致的在该生活领域可能遇到的困难；在此处，"其他人"包括亲密或熟悉的人（例如，配偶或伙伴，家庭成员或密友），和不太熟悉的人（例如，陌生人）。

- 领域5：生活——评估日常行为中的困难（例如，人们在日常要做的事，包括家庭责任，休闲，工作和上学）。
- 领域6：参与——评估社会维度的，诸如社区活动；受访者在世上遇到的障碍和阻碍；以及其他问题，诸如保持人格尊严。同样这些问题不但必需和唯一地参考国际功能、失能和健康分类的参与部分，而且包含了受受访者健康状态影响的不同的情境（个人的或者环境的）因素。

跨文化应用研究

为确保 WHODAS 2.0 的跨文化有意义并且有效而进行了一项系统性研究。跨文化应用研究（CAR）使用了多种定性研究方法来探索不同文化背景下健康状态评估的本质和实践[3]。该研究包括对健康有关术语的语言学分析、主要被调查者采访、小组讨论和诸如分类和概念图（以串联方式实施）等的半定性-半定量分析方法。失能的概念和日常功能的重要区域的信息得以收集。

该研究提供了可能普遍适用的丰富概念、各领域数值和评估工具界限的可能基准点和可用于评估工具的措辞和维度。它还强调了可能需要更仔细探索和注意的领域以建立可靠和有效的工具，以及需要提及的与身体和心理状态相一致的有关问题。该研究产生了 WHODAS 2.0 的 6 个领域 96 项版本，并被用于格式化的实地研究；设计该研究以减少项目同时增加可靠性。

信度和效度方面的研究

WHODAS 2.0 的心理测量学性能使用具有完全一致协议的多中心设计经受两轮国际测试，如框 2-1 和框 2-2 所概况。研究地址的选择要来自不同的世界卫生组织区域（考虑到文化和语言的变化）以具有地理代表性，并适合于接触不同人群和适于做研究。在每一阶段，总体的研究设计要求在每一个地点的同等数量的接受测试者被分成 4 个不同的小组：

- 一般人群；
- 具有身体问题的人群；
- 具有心理或情绪问题的人群；
- 具有与酗酒和吸毒问题有关问题的人群。

每一个地点征集的测试者年龄 18 岁及以上，男性和女性各占一半。每个测试者要知悉研究情况并被告知符合世界卫生组织设立的伦理标准。

在领域 5——生活行为能力——抽样者包括被雇人员、自由职业者、退休人员和无工作人员。因此，所有的结果被分成两大类：工作抽样（也就是有工作的人员）和总体抽样。由于该部分涵盖了工作抽样，WHODAS 2.0 在领域 5 的评分因此被分别计算。

框2-1 WHODAS 2.0 实地研究：项目减少和可行性

研究地址

研究在下列 21 个地方进行。

地址	数量	地址	数量
奥地利（因斯布鲁克）	50	荷兰（海牙）	47
柬埔寨（金边）	50	尼日利亚（伊巴丹）	50
中国（北京）	50	秘鲁（利马）	59
古巴（哈瓦那）	50	罗马尼亚（蒂米什瓦拉）	50
希腊（雅典）	48	西班牙（桑坦德）	54
印度1（班加罗尔）	283	突尼斯（突尼斯）	50
印度2（德里）	154	土耳其（安卡拉）	49
意大利（罗马）	20	英国（伦敦）	35
日本	50	美国1（密西根）	152
黎巴嫩	37	美国2（西雅图）	43
卢森堡（卢森堡）	50		

源数据：	数量	%
一般人群	262	18.3
身体问题	418	29.3
心理或情绪问题	394	27.6
与酗酒有关问题	195	13.6
与吸毒有关问题	162	11.3

性别：		
女性	651	45.5
男性	780	54.5

年龄：		
55 岁以下	1078	75.3
55 岁及以上	353	24.7

方法研究1用不同的方法确认失能持续（总数 n＝651）：

研究地址

研究在以下 7 个地方实施。

地址	数量 n	地址	数量 n
柬埔寨（金边）	100	黎巴嫩（贝鲁特）	50
德国（汉堡）	69	罗马尼亚（蒂米什瓦拉）	101
印度（班加罗尔）	138	突尼斯（突尼斯）	100
印度（德里）	93		

方法研究 2 集中于比较标准（显性与隐性）

（总数 n＝396）：

研究在一个地址实施，印度（班加罗尔）。

框 2-2 WHODAS 2.0 实地研究：可靠性和有效性

研究地址

研究在以下 16 个地址实施。

地址	数量 n	地址	数量 n
奥地利（因斯布鲁克）	100	卢森堡（卢森堡）	98
柬埔寨（金边）	98	荷兰（海牙）	50
中国（北京）	100	尼日利亚（伊巴丹）	140
希腊（雅典）	96	罗马尼亚（蒂米什瓦拉）	108
印度 1（班加罗尔）	100	俄罗斯（莫斯科）	105
印度 2（钦奈）	100	西班牙（桑德尔）	99
意大利（罗马）	96	美国（多地）	57

抽样人群特征

源数据	数量 n	%
一般人群	366	23.4
身体问题	405	25.9

心理或情绪问题	402	25.7
与酗酒有关问题	225	14.4
与吸毒有关问题	167	10.7
性别：		
女性	641	41.0
男性	924	59.0
年龄：		
55 岁以下	1304	83.3
55 岁及以上	261	16.7

第 1 轮研究（见框 2-1）首先使用 WHODAS 2.0 的 96 项版本来获得实证性反馈。此反馈可用于确定哪些项是多余的，简版的效能以及量表和时间表的适用性。该研究含 8 个步骤：

1. 完整的语言翻译以及对工具和辅助材料的回译，通过语言学分析所遇到的困难。

2. 应用 WHODAS 2.0 进行面谈。

3. 收集面谈可行性和诊断的额外数据。

4. 认知询问协议和对接受调查者、调查者和其他专家的定性调研。

5. WHODAS 2.0 的关注人群。

6. 同时应用 12 项简版健康调查表（SF-12）、36 项版本（SF-36）和伦敦残障量表（LHS）[6]的医学结果研究。

7. 同时应用世界卫生组织生活质量表[23]或世界卫生组织生活质量简表[27]。

8. 选择性使用国际功能、失能和健康分类检查清单[28]。

第 1 轮研究的数据分析集中于将项目数量从 96 项减少至更合理的数量，检查问题的心理测量性能和能允许工具缩减但又保持 6 个领域的因素结构。

下列标准被用于挑选 WHODAS 2.0 的最终项：

• 文化认同，基于现场试验的定性组成部分（专家意见，认知询问，调查者反馈）和对缺失值的定量分析（例如，某些项目在某些文化中有超过 10% 的缺失）来评估[29]；

• 因子载荷，需要在项目实施的领域比 0.6 高[4]；

• 项目的最小交叉载荷（也就是超过一个领域的载荷）；

- 在所有层面的高鉴别能力，使用源于项目-反应理论的模型进行评估（诸如 Mokken 的非参数方法和诸如比 Birnbaum 模型的参数方法）；
- 最小的冗余（例如，削减两个相关项目中的一个，诸如"短时间站立"和"长时间站立"）。

在经典的测试理论和项目-反应理论分析的基础上，96 项版本削减成 34 项[4]。2 个新项目增加进来，基于在现场调查者收到的信息和专家意见调查——新增加的 1 个项目与性行为限制有关同时另 1 个项目受家庭健康状态的影响。

第 2 轮研究涉及在不同地址和人群对修订版的心理测量性能进行测试，如框 2-2 所概述[4,15]。36 项版本的 WHODAS 2.0 的心理测量性能将在第 3 章概述。

2.4 WHODAS 2.0 的最终结构

WHODAS 2.0 开发了 3 个版本-36 项版本、12 项版本以及 12 + 24 项版本，每个版本将在下面谈及。所有版本调查在面谈前的 30 天中在 6 个选定领域的功能困难（在上面的 2.3 部分列出）。

根据所需的信息、研究设计和时间限制，使用者可以从 WHODAS 2.0 的 3 个版本中选择使用。

36 项版本

在 3 个版本中，WHODAS 2.0 的 36 项版本是最详细的。他允许使用者生成 6 个功能领域的得分并计算出一个总体功能得分。

对每一个明确认可的项目，随后的问题将问及受访者经历特殊困难的天数（在过去 30 天中）。36 项版本有 3 种不同形式-调查者执行，自我执行以及代理人执行。

调查者执行 36 项版本的平均调查时间是 20 分钟。

12 项版本

WHODAS 2.0 的 12 项版本在受时间限制而不能进行长版本应用时对调查或健康结果研究简要评估总体功能很有用。12 项版本阐释了与 36 项版本存在的 81% 差异。就如 36 项版本，12 项版本也有 3 种形式-调查者执行，自我执行以及代理人执行。

调查者执行 12 项版本的平均调查时间是 5 分钟。

12 +24 项版本

WHODAS 2.0 的 12 +24 项版本是 12 项和 36 项版本的简单混合体。他使用 12 项的版本来筛选有问题的功能领域。根据对起初 12 项的阳性反应，受访者将可能接受 24 个额外的问题。因此，这是个试图全部完成 36 项的简单、适应性测试，与此同时避免阴性反应。12 +24 项版本仅可通过面谈或计算机辅助测试（CAT）的方式实施。

对每一个明确认可的项目，随后的问题将问及受访者经历该困难的天数（在过去 30 天中）。12 +24 项版本的平均调查时间是 20 分钟。

3 WHODAS 2.0 的心理测量学性能

本章描述 WHODAS 2.0 的心理测量学性能。讨论在世界多国进行的广泛现场测试，并展示了 WHODAS 2.0 优良的信度性和项目-反应特征，以及跨文化的一致性和在不同类型患者人群中的健全因素结构。本章也涉及效度研究，显示通过 WHODAS 2.0 获得的结果与其他失能或健康状态测量的结果或临床工作者和代理人评判的结果是一致的。

3.1 测试-重测信度和内在一致性

正如在第 2 章所解释的，WHODAS 2.0 的测试-复测信度和内在一致性在第 2 轮研究中确定。使用标准的测试-重测设计，在 7 日内再次进行第一次面谈的环节（平均间隔，2.4 天 ±1.6 天）以使得两次面谈的时间表能够最大限度地重合。第一和第二次的面谈由不同的面谈者完成。

信度结果分析作为项、域和工具总的概要展示在图 3-1 中。测试-重测信度在项层面的组内系数是 0.69 ~ 0.89，在域的层面组内系数是 0.93 ~ 0.96，总体层面的组内系数是 0.98。

基于第一次面谈的反应（时间 1），在领域和概要层面的内部一致性，通过单项-总计相互关系和克隆巴赫系数[1]（通过一组变量或项目测量单个一维的潜在变量）。总体而言，这些值在"可接受"和"非常好"的范围间变化。全部样本单项-总计值的范围如表 3-1 所示。

表 3-1 全部样本单项-总值的范围

领域	范围
1	0.59 ~ 0.79
2	0.74 ~ 0.79
3	0.47 ~ 0.73
4	0.52 ~ 0.76
5	0.88 ~ 0.94
6	0.54 ~ 0.74

---

[1] 克隆巴赫系数是通过一组变量或项目来测量单个一维潜在变量的方法。

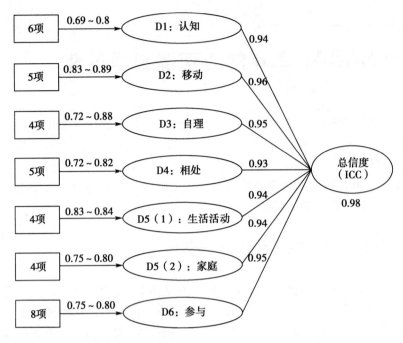

图 3-1 WHODAS 2.0 信度：测试-重测概要[a]

D，领域；总信度，组内系数

[a]第 2 轮（$n_{总}$ = 1565；总信度 n_s 取决于领域；例如，取决于多少应试者在两个时间点对所有项目做出反应：D1，1448；D2，1529；D3，1430；D4，1222；D5（1），1399；D5（2）-仅有薪工作的，808；D6，1431）

克隆巴赫系数水平通常非常高，如表 3-2 所示。

表 3-2 全部样本和分组的 WHODAS 2.0 领域[a] 和总得分的克伦巴赫系数值

	领 域							
	1	2	3	4	5（1）	5（2）	6	总得分
n	1444	1524	1425	1217	1396	807	1428	578
总的克伦巴赫系数	0.94	0.96	0.95	0.94	0.94	0.94	0.95	0.98
n = 1565								
人员组								
一般人群	0.93	0.96	0.94	0.93	0.91	0.95	0.93	0.97
药物滥用人群	0.91	0.94	0.92	0.88	0.92	0.89	0.94	0.98
酗酒人群	0.93	0.91	0.87	0.94	0.93	0.90	0.93	0.98

	领 域							
	1	2	3	4	5（1）	5（2）	6	总得分
精神问题	0.94	0.93	0.92	0.94	0.92	0.94	0.93	0.98
身体问题	0.92	0.96	0.96	0.92	0.95	0.94	0.94	0.97
性别								
女性	0.95	0.96	0.95	0.96	0.94	0.96	0.97	0.99
男性	0.92	0.96	0.95	0.91	0.94	0.93	0.94	0.98
年龄								
<55 岁	0.94	0.96	0.95	0.94	0.94	0.94	0.96	0.98
≥55 岁	0.90	0.95	0.94	0.93	0.93	0.99	0.95	0.99

[a] 领域-1：认知；2：移动；3：自理；4：相处；5（1）：生活活动（家庭）；5（2）：生活活动（工作）；6：参与。

3.2 因素结构

第 1 轮因素分析揭示了一种双层的分层结构，失能的总体因素被划入 6 个领域（见图 3-2）。大多数问题与他们在理论上划分的领域非常匹配，证实了领域的单维性；仅有的例外是领域 5 的休闲问题，其事实上属于领域 6。

阐明首要总体因素的差异性情况如下：

- 领域 1（认知）−47%
- 领域 2（运动）−54%
- 领域 3（自理）−54%
- 领域 4（相处）−62%
- 领域 5（生活行为）−31%
- 领域 6（参与）−51%

验证性因素分析显示在项目的因素结构和领域，以及领域和总体失能因素之间有严密的关联。这些结果再次证实了领域的一维性。因素结构在不同的研究地址和测试的人群中很相似。第 2 轮因素分析基本上具有相同的结果。

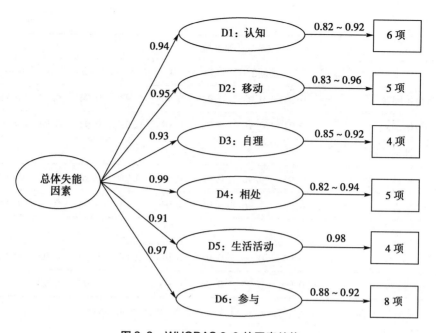

图 3-2 WHODAS 2.0 的因素结构 a

a第 1 轮证实性因素分析（n = 1050 没有工作的部分）

3.3 对变化的跨文化敏感性

WHODAS 2.0 的响应性研究已经在全世界多个不同的健康人群和治疗背景下实施；结果如图 3-3 所示。所有的研究遵循一个共同的协议，WHODAS 2.0 的 36 项面谈版本至少在 2 个场合实施：一次在研究的开始，另一次在随后的评估中（至少 4 周后）。在每次的研究中，另一种失能测量方法（例如，LHS 或者 SF-36-详见第 1 章表 1-1）也在两个时间点实施，障碍的严重程度基于临床工作者的判断或一种标准的测量方法（例如，临床疗效总评量表，汉密尔顿抑郁量表）来评估。

总体而言，发现 WHODAS 2.0 至少像其他社会功能测量工具一样对变化的敏感，专项影响的大小从英国抑郁老年人门诊病人治疗的 0.46 到新提及的中国精神分裂症门诊治疗[29]的 1.38。图 3-3 也展示了 WHODAS 2.0 在每项研究中得分的减少情况。一项对不同研究的研究对象合并的多层面分析揭示，总的得分变化未受到社会人口因素的影响，提示 WHODAS 2.0 在跨文化间可应用。

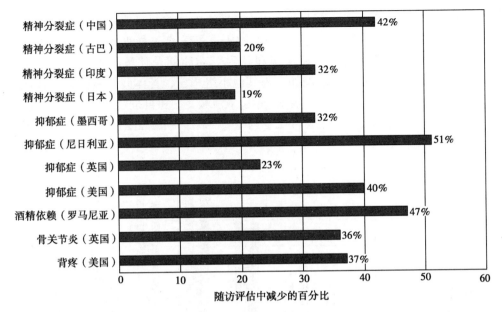

图 3-3　随访评估中 WHODAS 2.0 百分比的减少

3.4　项目-反应特征

在第 2 轮研究中，WHODAS 2.0 的项目以比对版本的形式进行测试-无（评估为 "0"）对任何限制（评估为 "1"，"2"，"3"，"4"）-同时使用原始的 5 分 Likert 量表版本。采用比对版本的项目，Rasch 模型适用于两组样本和两种版本（也即，包含工作项目的对不包含工作项目的）。对于多分类项目，序号项目步骤的假设通过在预期成局部得分模型（可看成 Rasch 量表的多分类扩展版本）的相邻类别中检查条件转换可能性来进行评估。

研究的结果显示 WHODAS 2.0 的两个版本与 Rasch 假设相匹配，如果一些项目记录下来，多分类版本与局部得分模型也相匹配（详见第 6 章）。

3.5　效度

表面效度

表面效度——也就是，指示器工具测量其所想测量的内容——64% 专家认为 WHODAS 2.0 内容测量了国际功能、失能和健康分类所定义的失能。

在所有治疗分类中所展现的 WHODAS 2.0 的测量性能在预期的方向呈

现出有意义的得分。与普通人群组相比，所有的实验组（吸毒、酗酒、身体和精神问题）得分明显更高（也就是说，具有较大程度的失能），显示WHODAS 2.0对一系列的潜在疾病和障碍等功能问题比较敏感。在实验组内，领域概况与预期一致。例如，与其他小组相比，身体问题组得分在强调移动的领域明显更差（也即，运动能力［领域2］和自理能力［领域3］），而吸毒小组的得分较其他组在社会参与（领域6）明显更差。图3-4展示了不同组的领域概况。

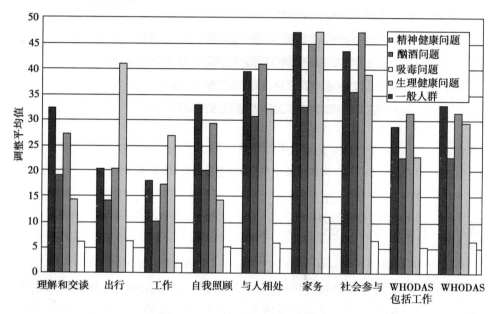

图3-4 WHODAS 2.0 各组的领域概况

同时效度

在第 2 轮研究中，WHODAS 2.0 与诸如 LHS、SF-36、SF-12、FIM、WHOQOL-100 和 WHOQOL-BREF 等其他众所周知的工具在不同的国家和人群中同时实施[15]。表3-3总结的结果显示了 LHS、FIM 和 SF 在相关领域的相关系数。正如所预期的，最高的相关性存在于测量相似概念的特定领域；特别是在 FIM 和 WHODAS 2.0 的运动领域。其他相关系数大多在0.45和0.65之间，显示 WHODAS 2.0 维度与已知测量的概念相似性，但也同时显示 WHODAS 2.0 测量的独特性。

结构效度

结构效度指明确地指明概念感兴趣的维度，所涵盖的领域（独有的和共有的）以及维度间的预期关系（内部的和外部的）。**结构效度**可以通过一种新测量方法与相同概念的现存测量方法的相关程度以及与第三方不太相关的测量方法的差别来佐证。

表3-3　WHODAS 2.0 与有关工具的相关系数

WHODAS 2.0 领域	SF-36（n = 608 ~ 658）/ SF-12（n = 93 ~ 94）[a,b]	WHOQOL（n = 257 ~ 288）	LHS（n = 662 ~ 839）	FIM[c]（n = 68 ~ 82）
1-认知	− 0.19/ − 0.10	− 0.50	− 0.62	− 0.53
2-移动	− 0.68/ − 0.69	− 0.50	− 0.53	− 0.78
3-自理	− 0.55/ − 0.52	− 0.48	− 0.58	− 0.75
4-相处	− 0.21/ − 0.21	− 0.54	− 0.50	− 0.34
5（1）-生活活动（家庭）	− 0.54/ − 0.46	− 0.57	− 0.64	− 0.60
5（2）生活活动（工作）	− 0.59/ − 0.64（n = 372/42）	− 0.63（n = 166）	− 0.52（n = 498）	− 0.52（n = 23）
6-参与	− 0.55/ − 0.43	− 0.66	− 0.64	− 0.62

FIM，功能独立性测量；LHS，伦敦残障量表；SF-12，12 项短表健康调查医学结局研究；SF-36，36 项短表健康调查医学结局研究；WHOQOL，世界卫生组织生活质量项目。

[a]括号中的数字指相关性所基于的样本的最小值和最大值。鉴于"工作"的 n 数量相当低，由于这一系列问题是提供给有薪工作的人员，结果分别列出。

[b]对于与 WHODAS 2.0 领域 1 和 4 的相关性，使用 SF 精神评分法；对其他领域，使用 SF 身体评分法。

[c]对于领域 1，使用 FIM 认知评分法作为相关性的基础；对于领域 2，使用 FIM 运动评分法；对其他领域，使用 FIM 总体评分法

结构效度也就是一项研究的推论能够形成潜在概念的程度[32]。依照这一定义，WHODAS 2.0 具有**结构效度**。对于有某种健康状态的人而言（例如，白内障，髋或膝问题，抑郁，精神分裂症或酗酒问题），WHODAS 2.0 能够观察到治疗后的功能改善情况。这一特性也被称作"变化敏感度"或"工具反应性"（见 3.3 部分）。根据 WHODAS 2.0 现场试验进行的健康服务研究[29]，WHODAS 2.0 具有足够的敏感性，能够收集到试验组功能概况的变化。这种变化具有统计学上的重要意义，并且能够比得上或超过其他已经形成的普遍用于相似用途领域的其他工具。图 3-5 图示了 WHODAS 2.0 对接受抑郁治疗人群的变化敏感性。

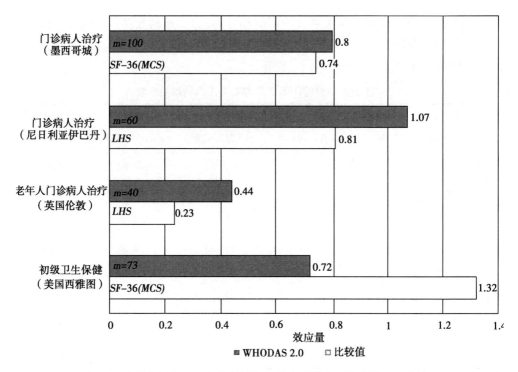

图 3-5　WHODAS 2.0 在接受抗抑郁治疗时的改变敏感性（反应性）

3.6　WHODAS 2.0 用于普通人群

　　在展示 WHODAS 2.0 的信度和同时效度后，为测试该工具的性能在大范围普通人群调查中进行了一项研究，并用以建立 WHODAS 2.0 的评分标准。该研究在中国、哥伦比亚、埃及、格鲁吉亚、印度、印度尼西亚、伊朗、黎巴嫩、墨西哥、尼日利亚、新加坡、斯洛文尼亚、叙利亚和土耳其实施，并作为世界卫生组织多国健康和反应性调查研究 2000-2001（MCSS）的一部分。样本的选择采用随机抽样方法，并且具有国别和区域代表性。调查包括了 WHODAS 2.0 的 36 项版本中的 21 项；测量了自我报告的健康状态，并且包括了认知、移动和视力的测试表现。

　　多国健康和反应性调查研究项目（MCSS）证明了在一般人群中使用 WHODAS 2.0 的可行性，并显示该工具在不同的人群组中具有同样的测量特性。它也提供了标准化评分的数据针对不同研究人群现在可以据此相互比较。

　　因此，基于 MCSS 的结果，WHO 于 70 个国家进行的世界健康调查（WHS）也应用了相同的概念。这些概念的有效性又一次建立[35]。从此，此工具在 WHO 世界心理健康调查中就是使用的改良版来测量心理和身体疾病的影响[36,37]。

4 WHODAS 2.0 的使用

这章列出了 WHODAS 2.0 在人群中及在临床的应用。如：此工具在人口调查和登记中如何使用，在临床实践中对某个患者的结果进行监测及临床研究的治疗效果的监测。

4.1 WHODAS 2.0 的应用

WHODAS 2.0 是用来用于对一般健康状态进行评价的测量，可以用于多种目的及不同的机构。表 4-1 总结了 WHODAS 2.0 在普通及特殊人群中进行调查的应用。关于 WHODAS 2.0 的应用的更多信息可以在 WHODAS 2.0 的网站用户数据库查询[1]。

表 4-1　WHODAS 2.0 的人群调查中的应用

应用名称	应用总结
关于健康及反应的多国家调查研究（MCSS）2000-2001 及世界健康调查（WHS）	**人群特征**：面对面的家庭调查的全国代表。MCSS 在 10 个国家进行（130 000 人）。WHS 在 70 个国家进行（240 000 人）。 **使用的 WHODAS 2.0 版本**：MCSS：12 项版本及 36 项版中一些挑选的项目及病损水平的问题模块；WHS：改良的 12 项版本及病损模块。 **主要发现**：确认了 WHODAS 2.0 人群标准；领域特异性及功能和失能发生率总体水平[34,35]。
世界精神健康调查（WMHS）	**人群特征**：成年人群样本的全国代表（12 992 人）。 **使用的 WHODAS 2.0 版本**：12 项版本。 **主要发现**：评估了用于精神疾病发病率的欧洲研究中的 WHODAS 2.0 版本的因素结构，内在一致性及区别效度[38]。 其他子研究的发现： ● 检查及比较了精神和身体疾病与功能的多方面联系。WHODAS 2.0 用来测量功能状态，WHO 复合国际诊断（CIDI）用来测量精神疾病[39,40]。 ● 结果显示在欧洲 6 个国家中精神健康状态及特殊精神与身体疾病对于工作角色失能及生活质量有极强的影响[41]。

应用名称	应用总结
全球老年化研究	**人群特征**：从 6 个国家（中国，加纳，印度，墨西哥，俄罗斯联邦及南非）中选出的重点在 50 岁以上人群进行的纵向调查。 **使用的 WHODAS 版本**：12 项版本。 **主要发现**：正在进行中。
WHO/联合国经济与社会委员会亚洲及太平洋提高失能统计计划	**人群特征**：五个国家（斐济，印度，印度尼西亚，蒙古和菲律宾）一般人群的典型例子。 **WHODAS 2.0 版本**：36 项版本和 WHS 所用的病损水平问卷模块。 **主要发现**：WHODAS 2.0 和 WHS 问题都显示出跨文化之间的高效特异性和敏感性，预测效度，信度，转化性和认知理解力。问题可以作为人口普查和调查的失能部分的模块问题[42]。
爱尔兰国家身体与感觉失能数据库（NPSDD）	**人群特征**：目前数据库在注的国家人群（5191 人） **所使用的 WHODAS 2.0 版本**：12 项版本。 **主要发现**：WHODAS 2.0 作为爱尔兰国家身体与感觉失能数据库常规报告的指征性设置。 这个数据库根据 WHODAS 2.0 的主要方面为在库人群提供失能数据[43,44]。
尼加拉瓜失能人群调查	**人群特征**：国家及地方典型样本。 **使用的 WHODAS 2.0 版本**：36 项版本。 **主要发现**：基于 WHODAS 2.0 的工具所做的失能发生率测量。失能发生率比以前的估测高；其他估测侧重点在缺陷。这个研究说明了 ICF 和 WHODAS 2.0 的有用性[45]。
国家效能评价调查（墨西哥）	**人群特征**：国家及地方代表性样本（39 000 家庭） **WHODAS 2.0 版本**：36 项版本；调查包括 8 个健康领域的测量。 **主要发现**：使用 WHODAS 2.0 打分公式，测算出了国家及地方水平失能发生率。结果显示出了在人群水平上的基于 ICF 的测量的有用性。除此之外，结果还被用于估算国家及地方水平的健康生活期望[46]。
FIrst 国家失能研究（智利）	**人群特征**：国家及地方代表性样本（13350 家庭） **WHODAS 2.0 版本**：36 项版本。 **主要发现**：基于 WHODAS 2.0 测算出了国家及地方水平的失能发生率及严重程度。结果对于理解智利失能的性质和角度很有用，且结果已经用于政策的制定与资源的分配[47]。

应用名称	应用总结
尼加拉瓜失能认定	**人群特征**：有失能的人群。 **WHODAS 2.0 版本**：36 项版本。 **主要发现**：使用 WHODAS 2.0 来分类和认定残疾。在当地的环境应用基于 ICF 的工具来确认相关因素及确认 WHODAS 2.0 的有用性[48]。
巴拿马失能发生率及特征研究	**人群特征**：国家及地方代表性样本。 **使用的 WHODAS 2.0 版本**：36 项版本。 **主要发现**：估算出国家及地方失能发生率。对样本使用的是基于 WHODAS 的问卷。研究结果用于创造了国家失能地图册[49]。
海啸恢复影响评价和监测系统（TRI-AMS）	**人群特征**：印尼（10 859）和泰国（1190）海啸影响区家庭式调查。 **WHODAS 2.0 版本**：12 项版本。 **主要发现**：海啸影响区域的人群比一般人群的功能水平差。WHODAS 2.0 用作海啸影响区的健康结果指征指标[50]。

WHODAS 2.0 也已证明适用于广泛的临床和服务场所。表 4-2 列出了 WHODAS 2.0 效度研究和不同应用的概况（如：测量不同健康状态的功能影响，确认干预需求和监测改变）

表 4-2   WHODAS 2.0 的临床应用

应用名称	应用总结
意大利 WHODAS 2.0 的效度研究	**人群特征**：有和没有失能的人。 **使用的 WHODAS 2.0 版本**：36 项版本。 **主要发现**：WHODAS 2.0 用于测量残疾和功能是一项有用的工具。具有高的信度和稳定的因素结构。对于意大利失能人群代表性样本的心理测量学评价应该可以达到每个失能大项的标准分值[51]。
WHODAS 2.0 在精神及身体康复中的可用性和可行性	**人群特征**：临床康复中有长期身体和精神病患的病人。 **使用的 WHODAS 2.0 版本**：36 项版本。 **主要发现**：WHODAS 2.0 和 WHO 生活质量简明量表（WHOQOL-BREF）都是有意义和可行的[52]。
WHODAS 2.0 在炎性关节炎病人的效度	**人群特征**：患有早期炎性关节炎的病人。 **使用的 WHODAS 2.0 版本**：36 项版本。 **主要发现**：在横向研究中 WHODAS 2.0 用于测量健康相关的生活质量是有效且可信的。还需进一步研究来观察潜在的项目延迟性和确认在纵向研究中的有用性[53]。

应用名称	应用总结
WHODAS 2.0 在中风患者的效度	**人群特征**：中风病人和他们的最亲的照顾者。 **使用的 WHODAS 2.0 版本**：36 项版本。 **主要发现**：WHODAS 2.0 作为一个自评和观察者评价的量表，用于测量中风患者是一项可信的工具[54]。
WHODAS 2.0 在系统硬化患者的效度	**人群特征**：系统硬化患者。 **使用的 WHODAS 2.0 版本**：36 项版本。 **主要发现**：WHODAS 2.0 在系统硬化患者中具有好的心理测量学性质且可作为一项有效的关于健康的生活质量的有效评价[55]。
抑郁患者治疗前后的失能水平	**人群特征**：抑郁症患者。 **使用的 WHODAS 2.0 版本**：36 项版本。 **主要发现**：确认抑郁症患者接受抗抑郁治疗前后的失能水平[52]。
老年社区居住者的失能模式	**人群特征**：尼日利亚居住在社区的老年人。 **使用的 WHODAS 2.0 版本**：12 项版本。 **主要发现**：确认了失能的类型和所需的照顾[56]。
德国 WHODAS 2.0 的效度	**人群特征**：有肌肉骨骼疾病，内科疾病，中风，乳癌和抑郁症的患者。 **使用的 WHODAS 2.0 版本**：德语的 36 项版本。 **主要发现**：结果支持此工具在测量功能与残疾方面的有用性，信度，效度，量纲与响应性[57]。
多重损伤患者健康结果和重返工作岗位	**人群特征**：严重多重损伤患者群中做的前瞻性群组研究。 **使用的 WHODAS 2.0 版本**：36 项版本。 **主要发现**：在所研究对象中 WHODAS 2.0 失能得分显著差于一般人群的数据。职业，损伤严重程度，疼痛与身体，认知和社会功能都对损伤两年后 WHODAS 2.0 得分有关，并解释了此模型 69% 的变异数。
西班牙 WHODAS2.0 效度研究	**人群特征**：不同的临床人群。 **使用的 WHODAS 2.0 版本**：西班牙语的 36 项版本，12 项版本及 12＋24 项版本。 **主要发现**：介绍了 WHODAS 2.0 在西班牙及其他西班牙语国家的发展。包括了怎样执行不同版本 WHODAS 2.0（西班牙语）的信息和指南[59]。

应用名称	应用总结
WHODAS 2.0 在焦虑症患者中的效度	**人群特征**：门诊焦虑症患者。 **使用的 WHODAS 2.0 版本**：36 项版本。 **主要发现**：对比其他 3 个已建立通用有效性的测量，WHODAS 2.0 至少与其他三个通用有效的测量对焦虑症状具有相似的敏感性，且对于社会焦虑症状特别敏感[5]。
WHODAS 2.0 在听力丧失患者中的效度	**人群特征**：成年后丧失听力的个体。 **使用的 WHODAS 2.0 版本**：36 项版本。 **主要发现**：WHODAS 2.0 中交流，参与，和总分可以用来检查成年后丧失听力患者功能健康状态[33]。
韩国老年人失能水平和形式	**人群特征**：韩国老年人。 **使用的 WHODAS 2.0 版本**：36 项版本。 **主要发现**：通过 WHODAS 2.0 测量出来的残疾水平主要是与身体健康，抑郁和认知功能，相关而非社会人口因素[60]。
WHODAS 2.0 在长期患有精神疾病的患者中的实用性与可行性	**人群特征**：长期精神病患者。 **使用的 WHODAS 2.0 版本**：36 项版本。 **主要发现**：WHODAS 2.0 作为临床医生评分的测量的补充在测量患者的自觉残疾方面是很有用的补充[61]。
WHODAS 2.0 在土耳其精神分裂症患者中的效度	**人群特征**：精神分裂症患者。 **使用的 WHODAS 2.0 版本**：36 项版本。 **主要发现**：WHODAS 2.0 在测量精神分裂症患者失能程度上是非常有用的工具，因为它准确反映了疾病特异性工具并且显示出类似的响应程度。WHODAS 2.0 得分的短暂改变与身体功能改变相关[62]。
用 WHODAS 2.0 作为失能定性的研究	**人群特征**：临床有脊髓损伤，帕金森疾病，中风，抑郁的患者 **使用的 WHODAS 2.0 版本**：36 项版本。 **主要发现**：所确定的功能性失能的概况与失能的水平是平行的[63]。
WHODAS 2.0 在老年精神分裂症患者的效度	**人群特征**：老年精神分裂症患者。 **使用的 WHODAS 2.0 版本**：12 项版本。 **主要发现**：在这些患者中 WHODAS 2.0 具有较高信度和中等效度[64]

应用名称	应用总结
法国全科医生（GPs）对失能的评定	**人群特征**：法国 5 个 GPs 里的患者。 **使用的 WHODAS 2.0 版本**：12 项版本。 **主要发现**：WHODAS 2.0 作为一般操作中来分辨失能和提供服务是一项有用的工具[65]。
新西兰 GPs 对精神健康的评估	**人群特征**：新西兰一个随机 GP 里的患者。 **使用的 WHODAS 2.0 版本**：36 项版本，自我评价。 **主要发现**：GPs 所测得的患者的心理健康与患者自评的功能是相关的[66]。
HIV/AIDS 特殊测量的效度	**人群特征**：HIV 感染患者。 **使用的 WHODAS 2.0 版本**：36 项版本。 **主要发现**：HIV/AIDS 多维度生活质量问卷与 WHODAS 2.0 在大多数领域是具有一致的较为满意的效度[67]。
WHODAS 2.0 在抑郁症与下腰痛患者中的效度	**人群特征**：在初级护理机构的抑郁症和下腰痛患者。 **使用的 WHODAS 2.0 版本**：36 项版本。 **主要发现**：WHODAS 2.0 在初级护理机构具有极高的内在效度和一致效度。WHODAS 2.0 的响应度与 SF-36 差不多[68~70]。
WHODAS 2.0 在强直性脊柱炎（AS）患者中的实用性与可行性	**人群特征**：AS 患者。 **使用的 WHODAS 2.0 版本**：36 项版本。 **主要发现**：WHODAS 2.0 对于测量 AS 患者的失能是一项有用的工具，因为它准确反映了失能特异性工具且显示出类似的响应程度。WHODAS 2.0 得分的短暂改变与身体功能改变相关[71]。
WHODAS 2.0 在国家康复服务中的应用（阿根廷）	**人群特征**：1100 名已被国家康复服务确认的残疾患者。 **使用的 WHODAS 2.0 版本**：36 项版本和 12 + 24 项版本。 **主要发现**：WHODAS 2.0 在国家康复服务中是一项测量失能非常有用的工具[72]。

4.2　WHODAS 2.0 的未来发展

病损模块

在挑选项目进 WHODAS 2.0 时，病损模块是被剔除的，因为病损很大程度上是具有疾病特异性的。但是，一些病损是相对普遍的，因而需要评价及特殊治疗。许多使用者就要求开发一个附加模块来评价身体的功能和结构的病损。

就如同 ICF（2）附件 9 中所指出的，未来新型 WHODAS2.0 病损模块极有可能以现有的 ICF 病损模块为蓝本开发出来，用于普通人群。从此领域列表，表4-3中所列的关于病损的问题已被开发并应用于 MCSS 和世界健康调查[34,35]。

表4-3　用于 WHO 多国家调查研究及世界健康调查的病损问题

1	身体疼痛或痛苦有多少?ᵃ
2	身体不适的程度有多少？
3	脸上，身体，手臂或腿部的皮肤瑕疵会给您造成影响吗？
4	您的外貌会因为手臂，腿，足的缺失或畸形或瘫痪而受影响您吗？
5	您在使用您的手或手指的时候有多少困难？例如捡起小的物体或者开启或关上瓶罐。
6	您在看见及认出对面马路上您所认识的人这件事上有多大的困难？（如有戴眼镜，将其一起考量） *如受访者戴眼镜，请参照括弧里的说明。*ᵇ
7	您看见或认出距离您一个手臂远处的某物有多大的困难？（如有戴眼镜，将其一并考量） *如受访者戴眼镜，请参照括弧里的说明。*
8	您听见某人以正常的音调在此房间的另一侧说话有多大困难？（如有助听器，将其一并考量） *如受访者有助听器，请参照括弧里的说明。*
9	您于一安静的房间听见某人跟另一人的对话有多大困难？（如有助听器，将其一并考量） *如受访者有助听器，请参照括弧里的说明。*
10	您在排尿或控制排尿这件事情上有多大困难？
11	您在排便，包括便秘，这件事情上有多大困难？
12	您安静时气短这件事的严重程度如何？
13	您在轻量运动，如爬 20 米的小山或台阶（如 12 个台阶）后气短的严重程度？
14	您咳嗽或气喘 10 分钟或更久有多大困难？
15	您的睡眠问题程度如何？如入睡，夜间易醒或早上醒来过早。
16	您感觉伤心，情绪低落或压抑的程度如何？
17	您担心或焦虑的程度如何？

a 表示强调

b 为对采访者的说明

环境因素模块

WHODAS 2.0 不评价环境因素。对受访者的功能进行的评价包括对受访者在此环境中的信息，但解释是基于功能和失能而不是环境。

用来评定环境因素和询问环境对人的功能影响的模块也可以开发出来。如加上：

• 附加探索性问题来询问有关环境因素在现有的 WHODAS 2.0 中所报告的困难中带来的影响。

• 一个新的环境模块，用来评定独立于 WHODAS 2.0 领域中的环境因素。

在开发领域的研究中，只用了前一个方法。这增加了应用的难度和访问所需要的时间，但是一些研究者发现这样有用。所以，WHO 特别小组决定开启另一个开发项目来研究 WHODAS 2.0 的未来版本。

临床工作者版本

临床工作者通常不喜欢问结构性的问卷，因为标准化的要求通常会改变了临床工作的正常流程。用一个临床工作者较能接受的评定手册也一样能获得基本信息且更灵活又深度的让临床工作者询问。这样的范例是神经精神疾病临床评定手册（SCAN）[73]。SACN 的基本特征就是定义了测量领域与项目，同时又准许临床工作者用他们自己的方式来评价这些领域与项目的情况与严重程度。

儿童和青少年版本

WHODAS 2.0 原则上是针对成年人的测试。在实际操作中，在一些国家，它也被用于 12 岁以上的年轻人身上，但基于严格的研究标准，到目前为止，我们不推荐用于 18 岁以下的主体身上。

考虑到儿童和年轻人群的生长发育的重要性，且有 ICF 的儿童和青少年版本（ICF-CY）的出现，对于儿童和青少年的功能和失能的评定的需求越来越明显。WHO 因此也在开发儿童和青少年版的 WHODAS 2.0。

WHODAS 2.0 与失能负担的联系

将测量关于失能的人群健康结合数据与过早死亡率总结起来计算疾病对于公共健康的负担。从总结测量看，WHODAS 2.0 的一个重要应用就是为不同的人群提供了其失能程度的信息。

在世界的某些地方，一些特定疾病的造成的失能的流行病学数据往往没有；因此，总结测量的发明者就选择其他方法来估算。这种计算需要一个值叫做"失能负担"，在经济学中又叫"优先"或者"估价"。专家用不同的方法对有疾病的人群或普通人群估算这个值。WHODAS 2.0 不是一个估算的工具。健康状态工具最好是"描述"失能，而失能负担是"估算"失能。这两种结构须要逻辑上联系起来达到更好的衡量失能负担，而不是用复杂的估算技术。从这个层面上说，可以根据失能流行病学从经验来报告失能负担。

WHO/NIH 联合计划包括一个补充以探索这个联系[74]。研究是在 MCSS 研究时一起进行的，WHODAS 2.0 与其他一些测量估价的方法如"视觉模拟量表""时间交换法"一起应用[34]。结果表明，通过合适的回归技术，WHODAS 2.0 可以得出失能负担。因为估算技术需要大量的访问，这种方法是人群调查中一个很好的替代。

第二部分

WHODAS 2. 0
实施与打分实践

5　WHODAS 2.0 的实施

　　WHODAS 2.0 已经成功的在不同文化不同人群和临床机构中实施。本章为 WHODAS 2.0 的实施提供通用信息和不同模式的说明，此工具一般概况和开发不同语言版本的指引。

5.1　WHODAS 2.0 使用途径和条件及其翻译

　　WHO 是免费提供的，使用 WHODAS 2.0 因此可以直接从公共领域直接获得。人们需要使用只需在 WHODAS 2.0 的网页上[1]完成在线注册即可。在线注册的资料是用于 WHO 提高和分享 WHODAS 2.0 的基础知识以及保证 WHODAS 2.0 的使用者得到关于此工具的最新信息和发展。

　　WHODAS 2.0 的使用者没有修改此评定工具的权利除非其得到允许。4.2 节列出了未来 WHODAS 2.0 发展的优先领域。使用者对于支持或想为这项工作作出贡献的可以直接通过邮件与 WHO 联系。

　　目前，WHODAS 2.0 有以下语言的版本：阿尔巴尼亚语，阿拉伯语，孟加拉语，汉语（普通话），克罗地亚语，捷克语，丹麦语，荷兰语，英语，芬兰语，法语，德语，希腊语，北印度语，意大利语，日语，坎纳达语，韩语，挪威语，葡萄牙文，罗马文，俄文，塞尔维亚语，斯洛文尼亚语，西班牙语，僧伽罗语，瑞典语，泰米尔语，泰语，土耳其语和约鲁巴语。

　　WHO 欢迎将 WHODAS 2.0 翻译成其他语言。如有人对此感兴趣也可以通过邮件联系[2]。

5.2　WHODAS 2.0 的实施方式

　　有三种方法执行 WHODAS 2.0：自我测试，访谈方式和代理人方式，以下逐项讨论。

5.2.1　自我测试

　　WHODAS 2.0 的纸笔版就是自我测试版的。所有的问题有类似的题干，有相同的时间范围和量化反应表。这使得此工具便于使用，有整齐扼要的形式。使用者可以复印在第三部分中的 WHODAS 2.0 版本用于科研。

5.2.2 访谈方式

WHODAS 2.0 可以通过面谈或电话访问的形式进行。同样的，形式是便于使用且避免不必要的重复。一般的访问技巧对于这种形式的访问就已足够。第七章里每有讲述每一题的调查者必须具备的访问技巧的详细说明；通过 WHO 也可获得相关的训练帮助。第十章里包含了可以用于评价 WHODAS 2.0 相关的知识的一个测试。

5.2.3 代理人方式

有时候需要从第三方的角度来评价某人的功能而不是直接从此人自己的角度。比如：家庭成员，照顾者或者其他观察者可能会被问及在 WHODAS 2.0 中的关于功能的领域。在此领域所做的实验显示出从第三方获得的观察是有用的。

5.3 WHODAS 2.0 的使用训练

标准化

WHODAS 2.0 的访问在每一个病人身上都应该用同样的方式进行。这样的标准化确保被访者反应的差异不是出自调查者访问时访问方式不同造成的。比如，假如调查者使用 WHODAS 2.0 在一些被访者是以群体访谈的形式而在另一些则是单独访谈的，那被访者反应的差异可能就完全来自于不同的访问形式。对于不同的调查者，此原则同样适用。如果一个调查者对于受访者很和善而另一个则很有距离感，那受访者可能给出不同的反应。标准化程序的透明式训练可以帮助避免这种可能性的发生。

> 这本手册提供了 WHODAS2.0 实施时的标准指南。执行者需要仔细阅读指南并严格遵循此指南。成功关键以及标准化的精髓就是确保所有版本的 WHODAS2.0 每次使用的时候都是以同样的方式进行。

隐私

每个受访者的隐私都必须给予尊重。这确保了受访者的舒适程度，因此受访者相应地会给出最准确的反应。比如，WHODAS 2.0 在一个等候室中进行时，要确保受访者与其相邻的人之间有足够的距离以避免受访者的应答被其他人看见或听见。当 WHODAS 2.0 是以面谈的形式进行时，要确保环境的隐蔽性以防止被偷听。

回答问题时的参考框架

对于所有版本的 WHODAS 2.0，受访者回答问题时都需要以下列框架作为参考：

- 框架 1——困难程度
- 框架 2——因为健康因素
- 框架 3——在过去的 30 天内
- 框架 4——平均好的和不好的天数
- 框架 5——依照受访者通常从事此活动的情况
- 框架 6——在过去 30 天中未经历到的项目不打分

如果有需要，调查者要提醒受访者上述的这些框架。对于这些框架的解释下面会更充分的说明。

参考框架 1——困难程度

在访问中，受访者会被问及在做不同的活动的时候他们所感受到的困难程度。对于 WHODAS 2.0，在活动中有困难意味着：

- 所需的努力程度增加
- 不适或疼痛
- 缓慢
- 改变了受访者活动的方式

参考框架 2——由于健康因素

受访者会被问及由于健康因素的困难，如：

- 疾病，不适或其他健康问题
- 损伤
- 精神或情绪问题
- 酒精造成的问题
- 药物造成的问题

调查者要时刻提醒受访者此项活动的困难是由于健康因素而不是其他因素。如，WHODAS 2.0 的 D3.1 项中询问"您清洗您整个身体时有多大的困难?"可能的反应有以下：

无	轻度	中等	严重	极重或不能做
1	2	3	4	5

假如受访者在洗澡时有困难纯粹是因为冷，那此项应该为"1"即无。但是，如果受访者不能洗澡是因为关节炎，那此项应为"5"即极重或不能做。

参考框架3——在过去的30天

在过去一个月内的回忆能力是最准确的。所以在过去30天内就作为WHODAS 2.0的时间框架。

参考框架4——- 平均好的和不好的天数

一些受访者可能在过去的30天内经历的困难程度存在变异。在这些情况下，受访者就可将其经历的好的和不好的天数做一个平均以便于计分。

参考框架5——依照受访者通常从事此活动的方式

受访者应以其在通常情况下进行此活动时所经历的困难程度来打分。如果通常情况下是需要辅助性工具或人力协助，受访者需将这些记清楚。如，之前提到的，D3.1项中询问"您在清洗您全身时有多大困难？"，可能的反应从"无"到"极重或不能做"，或者"不适用"。

如果为脊髓损伤的受访者，他有一个人工助手帮助他每天进行洗浴，因此他在此项活动时根本没有困难这是因为他总是有专人帮助他进行此活动，那此项可以计为"1"即"无"。调查者如希望评价人工或技术帮助需要将此问题问两遍（如：有或无人工或技术辅助）。在此脊髓损伤的例子中，此项可以计为有帮助下的"1"（"无"），无帮助下的"5"（"极重或不能做"）。

参考框架6——计为不适用的项目

WHODAS 2.0试图来确定受访者实际做的活动中所遇到的困难的程度，而不是他想做或会做但实际没有做的活动。调查者需要确定反应是否适用。举例：D2.5项中问"您走一段路程，如1公里时有多大困难？"，困难的回答同样从"无"到"极重或不能做"，或者"不适用"。

如果受访者因为他或她小腿骨折而不能走1公里，那此项可以计"5"即极重或不能做。但是，如果受访者从来没有走过1公里因为他/她总是驾车到处走，那此项计为"N/A"即不适用。

另一个例子是D3.4项中问"您独自一人在家生活几天有多大困难？"。可能的回答还是从"无"到"极重或不能做"，或者"不适用"。如果受访者都是与其家人同住而在过去的30天内从未独自生活过几天，那此项计为"N/A"即"不适用"。

6 WHODAS 2.0 打分

本章阐明了 WHODAS 2.0 简版（12 项）和全版（36 项）的打分。WHO-DAS 2.0 全版本的打分将受访者的有薪工作状态纳入考虑，如果受访者未获有薪工作也可使用 32 项。本章也提供了普通人群的标准，不同个人或群体可与从大量国际样本中获取的人群标准进行对比。

6.1 WHODAS 2.0 总分

有两种基本选择来计算 WHODAS 2.0 简版和全版的总得分-简单的和复杂的。

简单打分

对于"简单打分"，每一项的评分-"无"（1）、"轻度"（2）、"中等"（3）、"严重"（4）和"极重"（5）相加而来。由于每一项的得分被简单相加而没有记录或根据条目而变化，该方法被称作简单打分法；因此，每项没有加权。这种方法在实践中是用于徒手评分法，也可以是在繁忙的临床机构里使用或者在笔-纸式采访中使用。WHODA2.0 简单打分法是具有样本特异性的，不能假设其结果在所有人群中都具有可比性。

WHODA 2.0 的心理测量学特征允许这样的加法计算。在经典的心理测量学分析（75）中，WHODAS 2.0 结构显示出一维性，且具有高的内在一致性[76]。所以，简单将所有领域的项目分数相加而形成的统计学数据已足够描述出功能限制的程度。

复杂打分法

相对较复杂的打分方法称为基于分数的"项目-应答-理论"（IRT）；它将WHODAS 2.0 中每项难度的多层次纳入考虑因素。这种 WHODAS 2.0 的打分法可以得到更加精细分析，因为它利用应答分类中的所有信息于人群及亚人群中做对照性分析。它先将每一项应答即"无"，"轻度"，"中度"，"严重"和"极重"分别编码，然后利用计算机给出不同权重项目和严重水平来确定总分。基本来说，打分包括三步：

- 第 1 步——将每个领域中记录的项目得分相加。

- 第 2 步——将所有六个领域的得分相加。
- 第 3 步——将所有的相加的分数转换成从 0 到 100 的测量学分数（0 = 无失能；100 = 完全失能）。

计算机程序在 WHO 的网站上[1]；同样在第 8 章中以 SPSS 语法提供。这个语法可很简单的转换成其他统计软件的语言。任何疑问都可以通过电子邮件发给 WHO[2]。

6.2 WHODAS 2.0 领域分

WHODAS 2.0 产生在六个不同领域的领域性分数——认知，移动能力，自理能力，相处，生活活动（家庭和工作）及参与。在第 7 章中会有每个领域中所有项目的详细介绍。使用者如果想得到 WHODAS 2.0 的领域得分则需使用全版的（如 36 项版本）。领域分数比总分能够提供更详细的信息。这在个人或群体中的对比或者与人群标准值的对比及时间上（如干预前后或其他对照）的对比有应用价值。

所有的 WHODAS 2.0 领域分数都是通过简单打分法或者基于 IRT 的打分法计算而来的（16）。尽管如此，如果是要在人群之间进行比较，那后一种方法更为有用。

6.3 WHODAS 2.0 人群标准值

WHODAS 2.0 的人群标准值开始是从两个研究得来的：
- 一个关于信度与效度的研究（第二波，在 2.3 节中）。
- MCSS （34），这个研究在 10 个国家（中国，哥伦比亚，埃及，格鲁吉亚，印度，印度尼西亚，墨西哥，尼日利亚，斯洛伐克和土耳其）的普通人群样本中进行。这些数据的亚组数据用来推断 WHODAS 2.0 的标准值。

这些数据资源共同产生 WHODAS 2.0 的原始标准值。当有新数据时，WHO 会在网站上定期更新的标准值。

表 6-1 给出了全版 WHODAS 2.0 基于 IRT 打分法的人群标准值。

图 6-1 列出的是此人群标准值的图形形式。此图显示有 22 个阳性项目应答（x 轴：WHODAS 2.0 基于 IRT 分数）的个体对应的是 80% 的人群（y 轴：人群百分数）。

---

[1] http://www.who.int/whodas

[2] 邮箱 whodas@who.int

表 6-1　基于 IRT 打分法的 WHODAS 2.0 全版本人群标准值

总分	人群百分数
0	40.00
1	46.83
2	52.08
3	56.20
4	59.58
5	62.46
6	64.94
7	67.12
8	69.05
9	70.78
10	72.35
15	78.42
20	82.66
25	85.85
30	88.35
35	90.38
50	94.69
70	98.14
90	99.90
100	100.00

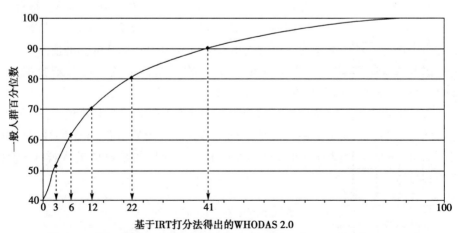

图 6-1　基于 IRT 打分法得出的 WHODAS 2.0——36 项版本的人群分布

表 6-2 给出的是 WHODAS 2.0 简短版本基于 IRT 打分法算出的总值和人群百分数。图 6-2 通过图形的形式将此表进行总结。图中显示当某个体得分为 17 时（x 轴：WHODAS 2.0 基于 IRT 分值）相对应的是 90% 的人群百分数（y 轴：人群百分数）。

表 6-2　WHODAS 2.0 简短版本采用多元计分法所得的人群标准值

总分值	人群百分数
0.0	50.0
2.8	63.2
5.6	73.3
8.3	78.1
11.1	82.0
13.9	86.5
16.7	89.6
19.4	92.4
22.2	93.0
25.0	93.8
27.8	94.7
30.6	94.9
41.7	97.2
58.3	99.7
100.0	100.0

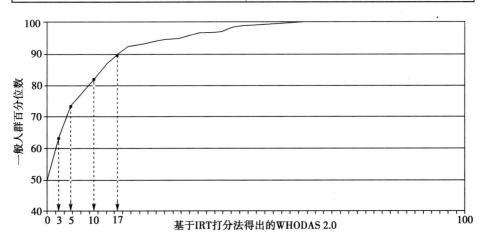

图 6-2　基于 IRT 打分法得出的 WHODAS 2.0——12 项版本的人群分布

人群标准值的用途有几种。它可以为不同人群之间的比较提供参考，如有身体问题的人群与有精神健康问题的人群之间。举例说明，比较犹豫心肌梗死造成的失能程度与由于严重的抑郁造成的失能程度进行对比，我们推荐使用相应的一般人群标准值（如百分位数）来分析。

6.4　WHODAS 2.0 分项分

在一些情况下，使用者可能希望根据他们的选择来对比每项的分数或者将其选择的项目的总分进行对照。WHODAS 2.0 的原始项目分数可以以分级量表的形式使用，可以反映受访者在从事某些特定的功能时所经历的困难程度。困难程度从"无"逐级增加"轻度"，"中等"，"严重"或"极重"的困难。

就像总的相加得分一样，WHODAS 2.0 项目得分也可以通过以下两种方式使用：

● 二分（是/否）量表——表示受访者在功能的某一领域有困难，所有记为"轻度"，"中等"，"严重"，"极重"的反应分级均合为单个的阳性代码；

● 多元（多层级）量表——保持原来的严重程度；即"轻度""中等"，"严重"或"极重"。

对于在个人层面上的项目层级的比较，详细的层级需要用多层级打分。对于大群组，可以使用二分法打分。

项目分数可以在当某指定领域下的困难难度频率需要报告时使用。

6.5　WHODAS 2.0 中缺失数据的处理

WHODAS 2.0 中处理缺失数据的方法有简单的和复杂的方法；见下详述。

对缺失数据的简单方法

我们发现下列方法在实验条件下，在大的数据组时，可能创造出人工条件为缺失数据重新计算 WHODAS 2.0 量表。

● 对于 WHODAS 2.0 简短版——最简单的方法，在使用 WHODAS 2.0 的 12 项版本时，当只有 1 项是缺失数据时，用其他几项的平均值来代替缺失的数据。这种方法在缺失数据选项多于 1 项时不可以采用。

● 对于全版本的 WHODAS 2.0——在缺失数据多于 1 项的时候可以用以下方法：

如果受访者不配合且已经对 WHODAS 2.0 的 32 项版本做出应答，则数据可以使用且数据与全 36 项版本具有可比性。

在其他条件下当 1 项或 2 项数据缺失时，此领域的所有项目均值可以用来替代缺失值。这种方法不能在缺失项目多于 2 项时使用。除此之外，如果领域中需要算出域意义值，那这缺失的项目不能是在同一领域。

对缺失数据的复杂方法

研究者处理大型数据组的时候往往有许多其他背景变量，这可以使用更复杂的处理方法。这些方法也可以在 12 项版本中缺失不只 1 项时，36 项版本缺失不只 2 项数据时采用。

第一种方法是使用"热卡填充法"。这个程序是将缺失的项目反应用从该组相似的（如具有同样特征的如年龄和性别），匹配的、随机选择的具有完整数据的受访者的观察值来代替。此法的优点是保留了项目值的分布[77]。这种推算的方法有几种可选的计算方法。

第二种方法是使用多重计算方法。与"热卡填充法"只需要对每个缺失数值填充一个数值的方式不一样的是，多重计算方法对于用一组代表正确值的不确定性的合理数据组来代替缺失数值进行计算。这些多重计算的数据组——通常在 3 到 10 之间——再用与完整数据处理的标准方法进行分析并且结果结合这些分析方法[78]。

7 逐项问题说明

这章提供有关 WHODAS 2.0 每个问题意指的是什么的背景信息。调查者在受访者对某问题提出要求澄清的时候应该用此信息**而不是用自己的解释**。

WHODAS 2.0 的每个部分是按字母顺序排列的，按照排在问题序号后面的字母来排列。在此章中，问题是用黑体表示，记录什么或为什么的注释是正常字体。

7.1 问题 A1-A5：人口学与背景信息

这部分应与完成采访的人共同完成。受访代理人应该按照受访者的情况来回答这些问题。

A1	记录所观察到的性别
A2	您的年龄？
	记录年龄
A3	您在学校学习的时间一共有多久？包括高中，大学或学院。
	如果受访者中途辍学，这一年的学习不能算整年的年限。如果受访者以全职或兼职的形式在学习，记录全职学习的时间。记录任何重复年级为两年。
A4	您现在的婚姻状态？
	允许受访者在没有看到选项时回答此题。如果受访者的答案不能准确对应所提供的答案，重新读一遍答案，选出最与受访者回答一致的答案。 选择最能反映婚姻状态的选项。如：如果受访者离婚后，但现在又再结婚，那么选择现在已婚的选项得分。
A5	哪个选项描述您主要工作状态最为合适？
	选择最能反映受访者现在的主要工作状态的选项。如果对于受访者（如：家庭工作或无业）不能准确把握，依靠受访者自己的对于他们的工作状态的判断。 对于有偿工作的分类，受访者每周工作时间是没有最低限制的。同样的，为匹配此分类，学生也不用必须是全职的。在一些版本中，这个选项是用来决定受访者需要不需要回答领域 5 所提出的一系列问题的。因此，不能确定此选项的反映，则将答案选为需要患者回答第 5 领域的题目的选项。 如果受访者回答无业，则问"是因为健康的原因还是其他原因"，根据回答打分。

7.2 问题 D1.1-D1.6：6 个领域

领域 1：认知

WHODAS 2.0 的领域 1 是关于交流和思考活动的问题。具体的评定内容包括集中注意力，记忆力，解决问题，学习和交流能力。

	在过去的 30 天内，您在以下方面有多大困难？
D1.1	集中注意力做事情<u>10 分钟</u>？
	此问题的目的在于确定受访者自觉自己集中注意力一小段时间的困难程度，这里为 10 分钟。一般来说，受访者都能理解此项。 但是，如果需要澄清，鼓励受访者回想他们在平常环境中的集中程度，而不是用问题限定他们或者是在一个不寻常的易于分心的环境中。如果需要，促使受访者回想他们在做某事时的集中程度，如工作任务，阅读，写作，画画，玩乐器，组装某器材等。
D1.2	能记住去做重要的事情？
	这是关于记忆逐日重要事情的问题。这不是指记住过去的那些无关紧要的事情或琐碎的信息。询问受访者他们记住对于他们或他们的家庭很重要的事情的情况。如果受访者正常需要一些记忆助手——如记笔记，电子提醒系统或他人的语音提示——则记录下他们在有此提示下的表现作为参考。
D1.3	能分析日常生活中的问题并找出解决的办法？
	这项指的是一些复杂的活动包括了很多思维功能。如果受访者不能确定这项内容的意思，询问他们在过去 30 天中遇到的问题。一旦问题确定，受访者可以依次询问以下活动的表现情况： • 确认这个问题的存在 • 将问题拆分成可以处理的部分 • 建立一系列可以解决问题的清单 • 确定每种方法的利和弊 • 综合考量后确定最佳解决方法 • 执行及评价所选解决方法 • 如果第一个方法失败选择另一个解决方法

D1.4	学习一个新任务，如学习怎么样去一个新地方？
	在这个问题中，例子是要学习一个新的路线。如果受访者要求澄清问题或只是表现出在思考学习怎样到一个新的地方，鼓励他们思考在过去的一个月中的需要学习新事物的其他情况，如： ● 工作中的某项任务（如：一个新程序或作业） ● 学校（如：一门新课程） ● 家庭（如：学习一个维修家里某物的任务） ● 休闲活动（如：学习一个新游戏或手艺） 询问受访者，当他们自己打分时，考虑他们在获得新的信息时的难易程度，他们在学习中所需要的帮助的多少或需要多少的重复练习及他们习得后保留的情况如何。
D1.5	大体上理解别人说什么？
	询问受访者思考他们平常的交流形式（如：口语，姿势语，使用辅助设备如助听器等）及自己在理解他人话语上总体的困难程度。 受访者应考虑在他们过去 30 天内遇到的所有的情况，如： ● 当他人说话很快时 ● 当背景很嘈杂时 ● 当存在干扰因素时 如因母语不同而存在的困难则需要在打分时排除。
D1.6	开始并保持交谈？
	给开始和保持交谈都打分。如果受访者回答他们开始交谈比保持交谈更困难时（或反之），则要求他们将两种活动所遇到的困难的程度进行平均以决定最后的分数。 交谈包括通常交流的任何方式（口头，书面，符号语言，姿势）。如果受访者通常在交流的时候需要辅助设备，要确保在此项难度计分时将所需辅助纳入考虑。 提醒受访者考虑到任何和其他与健康相关的情况，以及与他们开始或保持交谈相关的事情。例如包括听力丧失，语言问题（如中风后），口吃及焦虑。

领域 2：移动

在 WHODAS 2.0 领域 2 里所讨论的活动包括站立，在屋内走动，从屋内出去和行走一段距离。

	在过去的 30 天内，您在以下方面有多大困难？
D2.1	长时间站立，如30 分钟？
D2.2	从座位站起来？
	这个问题是指从坐在椅子，长凳或坐便器上站起来。并不是指从坐在地板上站起来。
D2.3	在家里到处活动？
	此项指在辅助设备或人力帮助都在的情况下在房间与房间之间移动，在房间内移动。如果受访者住在多层的住宅，这个问题同样包括了如有需要的时候从一层到另一层的情况。
D2.4	从家里外出？
	这题需要的信息包括： ● 从家出去的身体的（移动）方面 ● 离开家的情绪或心理方面（如：抑郁，焦虑等） 对于这个问题，"家"意味着受访者现在的住所，可以是一栋房子，公寓或疗养院。
D2.5	长距离行走，如 1 公里（或相当距离）？
	如有需要将距离换算成标准测量（如老年人相对于公里来说更熟悉米）。

领域 3：自理

领域 3 是关于沐浴，穿衣，进食和独自生活的问题。

	在过去的 30 天内，您在以下方面有多大困难？
D3.1	清洗全身？
	此问题问及受访者在其文化背景下无论用何种正常的方式清洗其全身。 如果受访者回答在过去 30 天内，他们没有清洗他们的身体，那询问是否是由于健康状态造成的（如 WHODAS 2.0 所定义的）。如果受访者回答是由于健康状态，那此项计"5"即"极重或不能做"。如果受访者回答没有洗澡不是因为健康状态，那此项为"N/A"即"不适用"。

D3.2	完成穿衣?
	此问题包括穿着上下身的衣服。计分时询问受访者考虑如从柜子（如抽屉，或柜子）里拿衣服出来，扣纽扣，打结等。
D3.3	进食?
	此项指: ● 自己用餐：也就是切碎食物，将食物或饮料从盘子或杯子里送至口中 ● 吞咽食物和饮水 ● 可能造成进食困难的心理或情绪原因，如厌食症，贪食症，或抑郁症。 此项不包括准备餐食。 如果受访者使用的是非口腔进食（如：胃管），此问题则是指自己使用非口腔进食方法时所遇到的困难程度；例如，组装及清洁灌食泵。
D3.4	独自生活几天?
	此问题的目的是要确定受访者独自生活一段时间还能保证安全的困难程度。如果受访者在过去30天内没有经历过此情形，则为"N/A"。 如果受访者给此项"无"，那要提示受访者确定是能独处而无困难（此时为"1"）又或是他们从来没有独自待过（此时为"N/A"）。

领域4 与人相处

领域4是评测与他人相处的能力，在此领域中遇到的困难可能是由于健康因素。在这种情况下，"他人"可能是受访者很亲密或十分熟悉的人（如：配偶或情侣，家庭成员或亲密朋友），也可以是受访者完全不认识的人（如：陌生人）。

	在过去的30天内，您在以下方面有多大困难?
D4.1	与陌生人交往?
	此项指与陌生人的互动，例如 ● 商店员工 ● 服务个体 ● 问路人 打分时，询问受访者既要考虑接近此类人群的困难，又要考虑与他们良好互动以取得希望的结果的困难程度。

D4.2	维持友谊?
	此项包括: ● 保持联络 ● 以惯常的方式与朋友互动 ● 与朋友开始一项活动 ● 当收到邀请时参与活动 受访者有时会说他们在过去30天内并没有参与过保持友谊的活动。那此时,询问是否是由于健康状态(WHODAS 2.0 的定义)。如果受访者回答是由于健康状态,那此项为"5"即"极重或不能做"。如果受访者回答不是因为健康状态,那此项为"N/A"即"不适用"。
D4.3	与亲密的人相处?
	询问受访者思考任何他们定义为亲密的关系。这些可以是家庭内或家庭外的。
D4.4	交新的朋友?
	此项包括: ● 寻找机会认识新的朋友 ● 继续约会相处 ● 社会和交流活动来保持联系及发展友谊。 有时,受访者会说他们在过去30天内没有参与过交朋友的活动。那此时,询问是否是由于健康状态(WHODAS 2.0 的定义)。如果受访者回答是由于健康状态,那此项为"5"即"极其困难或不能做"。如果受访者回答不是因为健康状态,那此项为"N/A"即"不适用"。
D4.5	性活动?
	回答此问题时,让受访者思考他们所认为的性活动。如需要澄清,通过以下方式解释: ● 性交 ● 拥抱 ● 接吻 ● 爱抚 ● 其他亲密行为或性行为。

领域 5：生活活动

此领域包括在每日活动中的困难程度。这些活动多数为人们日常所做的；包括家庭，工作或学校活动。确保抽认卡#1 和#2 是可见的。

黑体的逐项的详细数字是自我测试版，括弧中的是面谈式的版本。

	因为您的健康状态，在过去的 30 天内，您在以下方面有多大困难？
D5.1	担负您的**家庭责任**？
	这个整体问题是想引出受访者在从事家庭活动和照顾家人或其他亲人中所遇到的困难的程度，询问受访者要考虑家庭活动和家庭需要的所有类型包括： ● 身体方面 ● 情感方面 ● 财务方面 ● 心理方面 在某些文化中，男性可能会表示他们没有家庭责任。在这种情况下，家庭责任则包括： ● 处理财务 ● 修理汽车或屋子 ● 住家外周区域的维护 ● 从学校接孩子 ● 帮助孩子的家庭作业 ● 管教孩子 如果需要，可在此文化中添加一些例子阐明男性承担的家庭责任。 这里，"家庭"的定义很广。如果有些人没有稳定的住所他们还是有一些要处理和维护其个人所有物的活动。那这个问题就是指这些活动。
D5.2	<u>很好地</u>从事最重要的家庭任务？
D5.3	<u>完成所有</u>您需要做的家庭工作？
	询问受访者自我评价他们从事家庭任务的完成情况及是否需要的家庭工作已做完。如有需要，提醒受访者只需要报告因为健康状态造成的困难，而不是那些因为没有足够时间而遗留的（除非此原因与健康状态有或多或少的联系）。
D5.4	<u>尽快地</u>按需完成家庭工作？
	此问题是指能否按时完成与家庭任务和责任有关的预期及与其同住（或其亲密的）的人的需要。

D5.5	您的日常<u>工作/学习</u>？
	这个广泛的问题是想引出受访者自我评价在每天的工作或学校活动中所遇到的困难。这包括了如按时出席，对上级的反应，监管他人，计划和组织，满足工作地方的要求及其他相关事项。
D5.6	您能很好地进行最重要工作/学习？
	"很好地"完成工作或学习是指能按上级或老师的预期完成的情况，或在受访者的自我标准下或在此工作或学习的特定标准下的表现。
D5.7	完成所有您需要做的工作？
D5.8	<u>尽快</u>地完成您需要做的工作？
	此问题指的是满足工作质量的预期要求和时限要求。

领域 6：参与

领域 6 是代表从上述五个领域转变的问题。在此领域中，受访者需要回答的是他们认为他人和周围的环境对他们参与社会的困难。这里他们不是报告其活动限制，而是他们自己在与他人，法律和其他社会属性中所经历的受限。介绍部分下划线的短语应着重强调来帮助受访者转变倾向思维和理解问题。受访者需要理解这些问题的重点是他们所遇到这些问题是因为他们所生活的社会这些而不是由于他们自己的困难。此领域同样也包括健康状态影响的问题。

此领域的介绍部分特别提醒受访者这个访问的着重在过去的 30 天内。但是，此特别的领域往往不能限定在这个规定的时间框内；因此，需要提醒受访者尽量尝试维持在 30 天的范围内。

	在过去的 30 天内：
D6.1	您以与他人相同的方式<u>参加一项社区活动</u>（例如节日、宗教和其他活动）方面有多大的困难？
	如有需要，举出其他例子来说明社区活动，如参加小镇，邻居或社区举行的一些会面，义卖会，休闲或体育活动。在此问题中，相关的情况为是否受访者能够参加这些活动或是否有阻碍因素影响。 如果受访者对于"与其他人相同的方式"不理解，让他们用自己的判断： ● 评定社区里一般人参加社区活动的程度；以及 ● 考虑他们在参加社区活动的个人困难水平的相关评定。

D6.2	您在生活的环境中因为障碍或妨害而存在的困难有多大？
	此问题是要确定受访者像他一样实现自己的愿望和计划有多大障碍。这里的概念是受访者面临由这个世界或其他人造成的外部干扰。障碍可能是： • 物理性的——如：上教堂没有坡道； • 社会性的——如：法律对于残疾人的区别对待和其他人的负面态度造成的障碍
D6.3	因为他人的态度和做法，您有尊严的生活有多大的困难？
	让受访者思考他们尊严或骄傲的生活，为他们所做的和他们怎样过自己日子这件事上的困难程度。
D6.4	您在为您的健康状态或其后果上花了多少时间？
	此题是要了解在过去30天内，受访者处理任何有关其健康状态的事项的总的评价或印象。这可包括以下活动中所花费的时间： • 到访治疗中心 • 处理与其健康状态相关的财务事件，如付账，保险理赔或福利； • 获得关于健康状态的信息或教育他人如何获得。
D6.5	您的健康状态对您的情绪影响多大？
	此问题指受访者因为健康状态感觉到的情绪影响的程度。情绪包括发怒，悲哀，遗憾，感谢，欣赏或其他正面或负面情绪。
D6.6	您的健康状态给您或您的家庭带来了多大的经济损失？
	家庭广义上定义包括了亲戚；但也包括了那些没有亲属关系但受访者认为他们像家庭成员的人，这些人可能会为其健康状态在经济上负担。此问题的重点是因为健康状态造成的个人财产的消耗或现有收入能否满足需要的情况。如果受访者曾经经历过严重的财务消耗但其家庭没有，或者反之，他们应该以经历过的任何付账一方的情况来回答此问题。
D6.7	您的健康状态对您的家庭有多大影响？
	这里的重点是问题是受访者的健康状态与其生活的环境之间的相互作用造成的。此问题是调查家庭所承受问题有关信息；可能包括财政上的，情绪上的，身体的问题等。"家庭"的定义同D6.6。
D6.8	您独自进行放松或娱乐活动时有多大的困难？
	让受访者考虑他们正在追求的休闲兴趣会他们想要追求的，但是因为健康状态及社会条件受限而追求不到的。例如可能包括： • 想要看小说但是受到限制，由于当地图书馆不能运送大部头图书； • 很喜欢看电影但很少电影为耳聋者配字幕。 给出遇到的问题的一个总体评分。

7.3 问题 F1- F5：个人资料

问题 F1- F7 是要取得受访者的人口统计学信息，应在受访前由调查者完成。

F1	记录受访者或个体的识别码。
F2	记录调查者的识别码。
F3	记录评定时间点（第 1 次，第 2 次等）
F4	记录访问日期，以日/月/年的形式，空白处填 0。如 2009 年 5 月 1 日，应该记录为 01/05/2009 而不是 05/01/2009。
F5	标示出访问当时受访者的居住条件。 ● 1 = 独立居住于社区（如独居，与家人或朋友居住于社区）。 ● 2 = 有辅助性居住（如居住于社区可接受规律的，专业的帮助，此帮助最少会安排一些日常生活活动，如购物，洗澡和准备食物）。 ● 3 = 住院（如住在一个 24 小时有人看管的场所，如老人院，医院或者康复机构）。

7.4 问题 H1- H3：困难的影响

问题 H1- H3 评定的是受访者遇到的各种困难对他们生活的影响程度。

H1	总体来说，在过去 30 天内，这些困难出现的天数？
	这是关于困难的一个总的评分。
H2	在过去的 30 天内，您有多少天是因为健康状态而完全不能进行您的正常活动或工作的？
	鼓励受访者用其自己的定义来回答此题的"完全不能"。
H3	在过去的 30 天内，不计算完全不能的天数，有多少天是因为健康状态而缩减或减少您的正常活动或工作的？
	让受访者思考日常活动的任何形式的减少，而不是只数那些他们完全不能活动的天数。

7.5 问题 S1-S12：简短版本问题

以字母"S"开头的问题只在 12 项和 12+24 项调查者版的 WHODAS 2.0 中。

• 在 12 项版本中，所有的 S 项（S1-S12）都要提问。

• 在 12+24 项版本中，S1-S5 项通常要问，但 S6-S12 只在受访者在前五项中存在困难才提问。

	在过去的 30 天内，您在以下方面有多大困难？
S1	<u>长</u>时间站立，如<u>30 分钟</u>？
S2	担负您的<u>家庭责任</u>？
	这个整体问题是想引出受访者在从事家庭活动和照顾家人或其他亲人中所遇到的困难的程度，包括： • 身体方面 • 情感方面 • 财务方面 • 心理方面 在某些文化中，男性可能会表示他们没有家庭责任。在这种情况下，家庭责任则可以是以下： • 处理财务 • 修理汽车或屋子 • 住家外周区域的维护 • 从学校接孩子 • 帮助孩子的家庭作业 • 管教孩子 如果需要，可在此文化中添加一些例子阐明男性承担的家庭责任。 这里，"家庭"的定义很广。如果有些人没有稳定的住所他们还是有一些要处理和维护其个人所有物的活动。那这个问题就是指这些活动。
S3	<u>学习</u>一个<u>新</u>任务，如学习怎么样去一个新地方？
	在这个问题中，例子是要学习一个新的路线。如果受访者要求澄清问题或只是表现出在思考学习怎样到一个新的地方，鼓励他们思考在过去的一个月中的需要学习新事物的其他情况，如： • 工作中的某项任务（如：一个新程序或作业） • 学校（如：一门新课程） • 家庭（如：学习一个维修家里某物的任务） • 休闲活动（如：学习一个新游戏或手艺） 询问受访者，当他们自己打分时，考虑他们在获得新的信息时的难易程度，他们在学习中所需要的帮助的多少或需要多少的重复练习及他们习得后保留的情况如何。

S4	您以与他人相同的方式<u>参加社区活动</u>（例如节日、宗教和其他活动）有多大的困难？
	如有需要，举出其他例子来说明社区活动，如参加小镇，邻居或社区举行的一些会面，义卖会，休闲或体育活动。在此问题中，相关的情况为是否受访者能够参加这些活动或是否有阻碍因素影响。 如果受访者对于"与其他人相同的方式"不理解，让他们用自己的判断来： ● 评定社区里一般人参加社区活动的程度；以及 ● 考虑他们在参加社区活动的个人困难水平
S5	您的健康状态对您的情绪影响多大？
	此题指受访者因为健康状态感觉到的情绪影响的程度。情绪包括生气，悲哀，遗憾，感谢，感激或其他正面或负面情绪。
S6	<u>集中注意力做事情10分钟</u>？
	这题的目的在于确定受访者自觉自己集中注意力一小段时间的困难程度，这里为10分钟。一般来说，受访者都能理解此项。 但是，如果需要澄清，鼓励受访者回想他们在平常环境中的集中程度，而不是用问题限定他们或者是在一个不寻常的易于分心的环境中。如果需要，促使受访者回想他们在做事时的集中程度，如工作任务，阅读，写作，画画，玩乐器，组装某器材等。
S7	<u>长距离行走，如一公里</u>［或相当距离]？
	如有需要将距离换算成标准测量。 受访者有时会说他们在过去30天内并没有行走过这段距离。那此时，询问是否是由于健康状态（WHODAS 2.0 的定义）。如果受访者回答是由于健康状态而不能行走，那此项为"5"即"极重或不能做"。如果受访者回答不是因为健康状态而不能行走，那此项为"N/A"即"不适用"。
S8	<u>清洗全身</u>？
	此问题问及受访者在其文化背景下无论用何种正常的方式清洗其全身。 如果受访者回答在过去30天内，他们没有清洗他们的身体，那询问是否是由于健康状态造成的（如 WHODAS 2.0 所定义的）。如果受访者回答是由于健康状态，那此项计"5"即"极重或不能做"。如果受访者回答没有洗澡不是因为健康状态，那此项为"N/A"即"不适用"。
S9	<u>完成穿衣</u>？
	此问题包括穿着上下身的衣服。计分时询问受访者思考如从柜子（如抽屉，或柜子）里拿衣服出来，扣纽扣，打结等等。

S10	与陌生人交往？
	此项指与陌生人的互动，例如 ● 商店员工 ● 服务个体 ● 问路人 打分时，询问受访者既要考虑接近此类人群的困难，又要考虑与他们良好互动以取得希望的结果的困难程度。
S11	<u>维持友谊</u>？
	此项包括： ● 保持联络 ● 以惯常的方式与朋友互动 ● 与朋友开始一项活动 ● 当收到邀请时参与活动 受访者有时会说他们在过去 30 天内并没有参与过维持友谊的活动。那此时，询问是否是由于健康因素（WHODAS 2.0 的定义）。如果受访者回答是由于健康状态，那此项为"5"即"极重或不能做"。如果受访者回答不是因为健康状态，那此项为"N/A"即"不适用"。
S12	您日常的<u>工作/学习</u>？
	这个广泛的问题是想引出受访者自我评价在每天的工作或学校活动中所遇到的困难。这包括了如按时出席，对上级的反应，监管他人，计划和组织，满足工作地方的要求及其他相关事项。

8 使用 SPSS 自动计算总分的语法

以下以 SPSS 形式下载的计分公式在 WHO 的 WHODAS 2.0 网址[1] 上可以下载。

多元项目的编码方式：

```
RECODE
 D1_1
 (1=0) (2=1) (3=2) (4=3) (5=4) INTO D11.
RECODE
 D1_2
 (1=0) (2=1) (3=2) (4=3) (5=4) INTO D12.
RECODE
 D1_3
 (1=0) (2=1) (3=2) (4=3) (5=4) INTO D13.
RECODE
 D1_4
 (1=0) (2=1) (3=2) (4=3) (5=4) INTO D14.
RECODE
 D1_5
 (1=0) (2=1) (3=1) (4=2) (5=2) INTO D15.
RECODE
 D1_6
 (1=0) (2=1) (3=1) (4=2) (5=2) INTO D16.
RECODE
 D2_1
 (1=0) (2=1) (3=2) (4=3) (5=4) INTO D21.
RECODE
 D2_2
 (1=0) (2=1) (3=1) (4=2) (5=2) INTO D22.
RECODE
 D2_3
 (1=0) (2=1) (3=1) (4=2) (5=2) INTO D23.
RECODE
 D2_4
 (1=0) (2=1) (3=2) (4=3) (5=4) INTO D24.
RECODE
 D2_5
 (1=0) (2=1) (3=2) (4=3) (5=4) INTO D25.
```

---

[1]　http://www.who.int/whodas

RECODE

D3_1

 (1=0) (2=1) (3=1) (4=2) (5=2) INTO D31.

RECODE

D3_2

 (1=0) (2=1) (3=2) (4=3) (5=4) INTO D32.

RECODE

D3_3

 (1=0) (2=1) (3=1) (4=2) (5=2) INTO D33.

RECODE

D3_4

 (1=0) (2=1) (3=1) (4=2) (5=2) INTO D34.

RECODE

D4_1

 (1=0) (2=1) (3=1) (4=2) (5=2) INTO D41.

RECODE

D4_2

 (1=0) (2=1) (3=1) (4=2) (5=2) INTO D42.

RECODE

D4_3

 (1=0) (2=1) (3=1) (4=2) (5=2) INTO D43.

RECODE

D4_4

 (1=0) (2=1) (3=2) (4=3) (5=4) INTO D44.

RECODE

D4_5

 (1=0) (2=1) (3=1) (4=2) (5=2) INTO D45.

RECODE

D5_2

 (1=0) (2=1) (3=1) (4=2) (5=2) INTO D52.

RECODE

D5_3

 (1=0) (2=1) (3=1) (4=2) (5=2) INTO D53.

RECODE

D5_4

 (1=0) (2=1) (3=2) (4=3) (5=4) INTO D54.

RECODE

D5_5

 (1=0) (2=1) (3=1) (4=2) (5=2) INTO D55.

RECODE

D6_1

 (1=0) (2=1) (3=1) (4=2) (5=2) INTO D61.

RECODE

D6_2

 (1=0) (2=1) (3=2) (4=3) (5=4) INTO D62.

RECODE

D6_3

 (1=0) (2=1) (3=1) (4=2) (5=2) INTO D63.

RECODE
D6_4
(1=0) (2=1) (3=2) (4=3) (5=4) INTO D64.
RECODE
D6_5
(1=0) (2=1) (3=2) (4=3) (5=4) INTO D65.
RECODE
D6_6
(1=0) (2=1) (3=1) (4=2) (5=2) INTO D66.
RECODE
D6_7
(1=0) (2=1) (3=2) (4=3) (5=4) INTO D67.
RECODE
D6_8
(1=0) (2=1) (3=1) (4=2) (5=2) INTO D68.
RECODE
D5_8
(1=0) (2=1) (3=1) (4=2) (5=2) INTO D58.
RECODE
D5_9
(1=0) (2=1) (3=2) (4=3) (5=4) INTO D59.
RECODE
D5_10
(1=0) (2=1) (3=2) (4=3) (5=4) INTO D510.
RECODE
D5_11
(1=0) (2=1) (3=2) (4=3) (5=4) INTO D511.

For summary scores of domains (do), where domain 1 is abbreviated as Do1, domain 2 as Do2, etc.

compute Do1 = (d11+d12+d13+d14+d15+d16)*100/20.
compute Do2 = (d21+d22+d23+d24+d25)*100/16.
compute Do3 = (d31+d32+d33+d34)*100/10.
compute Do4 = (d41+d42+d43+d44+d45)*100/12.
compute Do51 = (d52+d53+d54+d55)*100/10.
compute Do52 = (d58+d59+d510+d511)*100/14.
compute Do6 = (d61+d62+d63+d64+d65+d66+d67+D68)*100/24.

For summary score of WHODAS 2.0 without the remunerated work items:

compute
st_s32=(D11+D12+D13+D14+D15+D16+D21+D22+D23+D24+D25+D31+D32+D33+D34+D41
+D42+D43+
D44+D45+D52+D53+D54+D55+D61+D62+D63+D64+D65+D66+D67+D68)*100/92.

For summary score of WHODAS 2.0 with the remunerated work items:

compute
st_s36=(D11+D12+D13+D14+D15+D16+D21+D22+D23+D24+D25+D31+D32+D33+D34+D41
+D42+D43+D44+D45+D52+D53+D54+D55+D58+D59+D510+D511+D61+D62+
D63+D64+D65+D66+D67+D68)*100/106.

9 WHODAS 2.0 使用的指南与练习

这章是为 WHODAS 2.0 的使用者准备的。使用者应先阅读第 5 章（5.3 节），那里解释了取得数据标准化和隐私的重要性。第五章同样也给出了回答问题参考框架的背景信息。

目的

读过第 5 章（5.3 节）中关于回答的参考框架后，您应该可以：
- 说出 6 点受访者在回答 WHODAS 2.0 的问题时需要注意的事项；
- 区别"极重或不能做"与"不适用"答案。

9.1 调查者实施版本规范

这部分只讲关于调查者实施版本，包含的内容也特定于这一版本，包括了调查者实施的代理人版本。

目的

阅读完这部分的说明后，您应该可以：
- 鉴别出好的访谈技巧的关键特征；
- 列出在一次访谈介绍中的关键点；以及
- 在访谈中给受访者反馈的两点理由。

在您准备使用 WHODAS 2.0 时，复习以下访谈的一般要点是有用的。
记住以下要点：
- 认真，友好与自信；紧张会让受访者感到不安。
- 缓慢而清晰的言语，合适的语调以利于访谈。
- 表现出对研究的兴趣。
- 注意不同的受访者需要关于此研究不同程度的信息，据此调节您的介绍内容。
一些要点在以下进行论述。

做好介绍工作

一个好的介绍对访谈是十分必要的。它与访谈的结果相关，使得互动和谐。确保在您的介绍中说清楚以下内容：

- 您的名字和单位；
- 您是一个专业的调查者或临床工作者；
- 您代表一个合法并有声誉的机构；
- 此问卷搜集的信息是为了重要的有价值的研究；
- 受访者的参与对于研究的成功至关重要；及
- 采集到的信息会在一定的法律和特定场所规定内保密。

需要时给予反馈

给予反馈，须在访谈过程中使用中立的语句与受访者互动。反馈是有效的维持对访谈的控制的方法。可以用于：

- 加强聚焦、留意受访者的行为；及
- 阻止离题，注意力涣散和不合理的要求。

当受访者有不合理的要求时（如询问建议，信息或调查者的个人经历），使用下列的语句：

- "在这个访谈中，我们对您的经历很感兴趣。"
- "结束后我们再讨论这些。"
- "我们一会再来说这些。"

当受访者回答问题冗长或给出的反应不必要而出现离题时，可以用下面的语句：

- "我还有一些问题要问，我们可以继续下面的问题。"
- "如果您想在这个问题上跟我多谈，我们可以在访问结束后再讨论。"

这两句话连在一起用的时候非常有效。处理不合理的反应与交谈时，沉默也是一个很有用的方法。

9.2 印刷规定

目的

阅读完此段后，您应该可以：

- 鉴别以及合理应用 WHODAS 2.0 中调查者说明；及
- 知道不同的字体（蓝色；粗体与斜体；下划线），插入语（括弧）及方括弧的意义。

调查者执行版本使用的印刷说明在下面列出。您读完此段后，确保您非常熟悉关于 WHODAS 2.0 的规则。

1 调查者说明

凡是用标准蓝色字的是要读给受访者听的。凡是用粗体和斜体的是调查者的说明，不需要大声读出来。

举例：

B2 您怎么评价您在过去的 30 天内的身体健康状态?

（将反应量表读给受访者听）

在这种情况下，调查者需要大声阅读出反应量表。

2 问题中的跳读

"跳读说明"也是以粗体和斜体的方式标示的。跳读内容在电脑版本中是自动编程的。

举例：

D5.7 之前

如果检查过了，继续，否则，到下一页的领域 6。

3 下划线形式

在题目中，下划线的文字是需要再读给受访者听时着重强调的词或短语。

4 逐字录入

当需要调查者记录受访者的回答时会设有空白线或者空白区。

调查者给出的答案应准确记录。

这种答案通常在需要进一步细节时有用：

举例：

A5 哪个选项最好的描述了您的主要工作状态?

(选择一个最好的项)

选项 9 其他（说明）_____

5 插入语

插入语（ ）包括了此点说明的例子。

所有在括号中的内容都要读给受访者听。

举例：

S4 您以与他人相同的方式参加社区活动（例如节日，宗教和其他活动）有多大的困难?

在这种状态下，调查者需要大声读出括号中的文字。

6 方括号

方括号【 】中的内容是给翻译者的说明。英语为母语的调查者如有需要也可以参考这些指南，用以解释清楚问题或者根据受访者的文化背景说明问题。

举例：

D2.5 行走一段距离，如一公里［或相当于］?

9.3 抽认卡的应用

目的

阅读完此段后，您应该可以：

• 鉴别和合理应用这两个 WHODAS 2.0 抽认卡。

WHODAS 2.0 中应用两个抽认卡的是访问版本。用抽认卡的目的是在问问题中要求受访者记住某些重要信息时给予受访者的视觉信号或提醒。读完此节时回顾抽认卡内容。

抽认卡#1 是访问过程中使用的第一张卡。它提供了关于"健康状态"和"有困难"的定义的信息，提醒受访者此评价的时间范围为在过去 30 天内的。在这张卡里的内容为受访者在整个访谈过程中提供了有用的提醒。

抽认卡#2 是访谈中应用的第二张。其提供了大多数问题的回答选项。介绍这张卡的时候，您应该大声读出数字及相关内容。受访者可以用手指卡上的答案选项也可以口头说出答案，后者更为合适。

• 确保在访谈过程中这两张卡能随时被受访者看见。

• 遵循整个量表的访谈说明，其指出了在什么时候抽认卡需要给受访者看。

9.4 询问问题

目的

读完此段关于怎么询问 WHODAS 2.0 中的问题后，您应该可以：
• 使用标准方法向受访者提问。

完整的读出整个问题以确保受访者之间的可比性。词语或问题的顺序中哪怕一点小小的偏差也会影响到应答。

1 按照所写读出问题

完整地及按顺序阅读问卷中的问题。但是在执行 WHODAS 2.0 时，也有两种例外情况——语法改变及验证回答——以下进行描述

语法改变

如有需要，调整问题中词语的顺序以便语法通顺。这种情况主要发生与一个领域中只有一个困难需要确认的时候。

举例：

• 回答问题"这些困难干扰您生活的程度有多大？"如果受访者表明在此领域只有一个困难，那改变词语"这些困难"为单数形式"这个困难"。

验证回答

如有需要，将词语的形式改成与评分等级中相同的词。

举例：

• 回答"您因为健康状态而造成的情绪上的影响有多大？"回答"无"在语法上有错误且感觉突兀。在这种情况下，"无"可以改为"完全没有"使其语法通顺。多数受访者会自动切换说法，但调查者还是可以在有需要的时候给予指导。

2 阅读整个问题

在接受受访者的答案之前，确保受访者是听清楚整个问题，确保其是考虑了此问题的所有的概念。如果受访者在听清整道题之前打断问题，那重复此问题，确保受访者听清楚了整个题目。不要假设提前说出来的答案能够满足题目的要求。

3　使用引子式短语

短语"您在 .... 有多大困难?"在整个访问过程中是一个常用句型。如有需要，或多或少的重复此短语来帮助调查者完成访问及使得访谈的流程更顺利。

4　按照说明使用抽认卡

多数需要用到抽认卡的问题是要提醒受访者一些关键信息。在抽认卡显示每个点上出现的内容（抽认卡指向#）。

不要假设受访者的回答。调查者往往会在访谈开始时得到受访者的生活方式或健康状态的信息，后来自以为某些问题的答案是负面的。总是试图略过这些问题，或者说成"我知道这或许不能在您身上使用，但……"这样的实践方式会得不到准确信息或者不能了解到前面问题的回答预测到后面问题的答案的程度。避免假设及避免对阴性回答插入这样带有的偏见的评论。

9.5　澄清不清晰的回答

> **目的**
>
> 阅读完此段后，您应该可以：
> ● 使用标准的方法来澄清和调查。

澄清答案是十分必要的，尤其是受访者因为他或她完全或部分不理解此问题时。

调查发生在受访者表面看来理解了问题但实际给出的答案不对应此问题的目的时。当这种情况发生，使用无指向性的调查或者重复问题。

1　澄清与调查调查的原则

（a）如果您怀疑受访者是否听清整个问题，那重复此问题。如受访者回答离题或似乎不能理解问题的所有方面，重读整个问题或者不理解的部分。

（b）当受访者要求复述问题的某特定部分时，仅重读那部分。

（c）当受访者要求重复某个选项时，重读所有的选项，仅可以忽略那个受访者已经很明确排除的选项。

（d）仅适用问题中的字眼或中性调查以避免在问题中掺杂偏见。

（e）重复问题时，有时加一些中性的过渡语来实现顺畅转换；如，在重读问题时加前言：

- 总的来说……
- 让我复述一下此问题……
- 好，总体上……
- 一般来说……

（f）如果受访者要求澄清所问的内容，首先简单地重复问题。如果受访者觉得此法无效，使用在第七章中给出的逐项说明；不要使用任何其他定义或解释。

（g）如果受访者询问关于某项的定义或者逐项说明中没有的解释，让其用其自己的定义或对问题中词语短语或概念的自我解读来回答。要这样做，例如可以使用：

- 不管任何……对您而言。
- 不管您想的什么……

2 调查的类型

在有需要时，使用中性的调查方式来帮助受访者做出描述（如请描述）或者得出一个简单的答案。使用分级评定的问题只能圈出一个答案。合适的中性调查调查的例子包括：

- 您能告诉我您那样说的意思是什么吗？
- 您能告诉我更多关于那个的……吗？
- 您怎么认为？
- 哪一个更准确——轻度的还是中等？
- 您能想出其他任何？
- 您觉得哪一个最贴切？
- 您能更详细的说明一下吗？
- 您能给我一个您认为最好的猜想吗？
- 您能给出一个总的分级吗？

3 通常需要调查的情况

以下情形是 WHODAS 2.0 中常见的需要调查的。

不知道

通常情况下，如果受访者给出的答案是"我不知道"，一般的处理原则是复述此问题。如果无效，在接受"不知道"（DK）这个答案之前再行调查。

尝试用调查的方式让受访者再回想一下，如"您觉得哪一个最贴切?"。如果受访者仍然没有答案，在左边的边框记下"DK"。电脑版的会提供 DK 选项。

不适用

受访者可能有时觉得问题不适合他们的情况；如，被问到的问题的情形他们从来没有遇到过（如：问题 4.5，关于性生活）。在这种情况下，在左边的边框记下 N/A。电脑版的会提供 N/A 选项。

调查所有"不适用"的答案。如果，在调查过程中，受访者觉得此问题不适用是因为他们不能做这件事，此题打"5"即"不能做"。此情况下恰当的调查应该是：

- 您能告诉我为什么这题对您来说不适用吗?

受访者给出的原因可能包括在其文化背景下不可能发生这样的活动，或者在过去 30 天内没有经历过这样的活动。

分歧

找出不同的反应。如果觉得受访者忘记了，可以利用抽认卡上的信息来提示受访者。例如，受访者很明确表示有困难，但是表示这些困难不是因为健康的原因。利用抽认卡上的信息作为提醒是很有用的方法，但是避免用对质或者开放式的调查来解决存在的分歧。

9.6 数据记录

目的

阅读完此段关于数据的记录后，您应该可以：
- 合理的完成 WHODAS 2.0 的访谈表格。

不可以用红色的笔或铅笔来记录数据。开放式应答的答案应清楚地使用黑体字来打印。

闭合式问题

在空白处写下或输入所有的答案。

圈出答案

多数问题需要圈出答案来。确保圈出的只是一个数字，因为计算机只允许选择一个选项。

调查者纠正

如果因为受访者改变了他们的想法或者您不小心画错了或圈错了答案，在全错的答案上打上斜杠（/）再圈出正确的答案或者写下正确答案。电脑版可以很容易地改选答案。

填写代码

一些回答是需要填写数字代码的，在这种情况下需要"合理判断"应答。

举例：

A3　您在学校，学院或大学一共学习了几年时间？

回答"九年"应该记录为"<u>09</u> 年"。

边注

对于闭合性问题的合格应答

合格的应答是受访者给出的可编码的应答，但是以条件性语句的方式调和其应答，如利用"如果"，"除非"或"但是"。正确记录这样的回答，并且在量表的左侧边缘记录下其限定条件，因为这些评论可以为研究者提供重要的信息。

继续按照跳跃模式作为表示编码的应答. 有时，受访者只是简单的解释他们的反应而不是量化反应。解释通常以词语例如"因为"，"当"开头，或者有时通过应答的同义词来表示。在边注不要记录这样的受访者评论。

对于受访者回答的不确定

如果对于受访者的回答不确定，重复问题及记录准确应答（如当有怀疑时，不要解释受访者的应答）。如果很清楚应答但是不确定怎么定分，在左侧边缘记录足够的信息来让主要研究者或研究协调者来做决定。同样在左侧边缘用问号（？）来提示主要研究者或研究协调者。

缺失数据

缺失问题

如果一个问题在采访中不小心漏掉了，那在表格的左侧边缘内记录"遗漏"。这会提示编辑此问题没有问过。

如果采访过程中注意到有问题漏问，返回去重新问问题，在边缘记录此问题未按顺序提问。

拒绝回答

在左侧边缘或空白处写下"拒绝（RF）"来记录拒绝回答问题。在使用计算机版本时，记录拒绝回答的问题为"不知道"。如果在使用电脑版本时受访者对于一个开放式问题拒绝回答，那在给出的区域输入"受访者拒绝"。

跳过的问题

根据忽略原则跳过的问题可保留空白。电脑版本对忽略题目会自动省略。

访谈后编辑

在访谈过程中，为保证访谈的流畅往往会牺牲记录数据的时间。为保证所有记录下的数据采用是有意义的，清晰且可理解的，访谈后对记录数据进行编辑是必要的，见以下具体描述。

• 采访后立即进行——在下次采访前——完全的检查是否所有的问题已经完成且合理的回答。如果有可能，在受访者还在场的情况下做这件事以帮助修正某些遗漏。

• 在后编辑中，如果有些问题是无意忽略的，那在左侧边缘记录下"缺失"。

• 及时将完成好的采访上交至研究监管人员，不要少于一周一次，以便及时发现执行时的错误以便在下次采访前纠正程序。

9.7 问题与解决方法

以下列出了在执行 WHODAS 2.0 时可能遇到的常见问题及这些问题的解决方式。

问题

我在处理何时打"不适用"和何时打"不能做"时有困难。

解决方法

WHODAS 2.0 尝试来确定受访者在日常生活中<u>实际做了</u>的和他们想做或他们能做却没做的这些活动的困难程度。

如果受访者<u>因为健康状态</u>而不能做某项活动，那此项为"5"即"极重或不能做"。

如果受访者在过去 30 天并没有此项活动的经历，但这不是因为健康状态，那此项为"N/A"即"不适用"。

问题

受访者给出的答案与我（或其他人）对其现在的功能状态的理解不一致。

解决方法

WHODAS 2.0 测量的是受访者或在代理人版本中代理人关于受访者功能的内容。尽管调查者可能有时不同意受访者的观点，但所记录的必须是受访者的回答。这有时会让调查者觉得受挫，但是研究者必须在使用此工具时按照标准来进行以确保一致性。

问题

受访者给出的答案不能很清楚的解释。

解决方式

如果受访者给出的答案不清晰，要追问受访者进一步澄清。

问题

受访者可能对重复性的问题很厌烦。

解决方法

一些 WODAS 2.0 的问题听起来很类似。在有些案例中，受访者可能会厌烦，认为调查者没有听他们在前面问题的回答。在这种条件下，调查者有两个选项：

• **在问问题时加上前言**——那就是，在提出此题问题的时候加上一些前言表示已经获悉了前面的应答；如

——"您刚才告诉我……，但是我还是需要再问一下这个问题。"

• **确认反应**——也就是，以确认受访者已经给出的信息的方式重新组织一下语言；如

——"您刚才告诉我……，是这样吗?"

10 自我测试

本章将使读者能够最后复习本训练手册中涵盖的相关材料。完成这些问题，然后翻到第 78 页，查看答案。答案旁边括号中的内容是由答案衍生出来的部分信息。如果您回答问题不正确，返回到对应部分，重新阅读训练手册的相关部分。您对训练手册中的内容知道的越彻底，那么完成 WHODAS 2.0 越简单。

10.1 自我测试：问题

1. 一个受访者在过去的 30 天之内由于腿部骨折行走没有超过 1 公里，这种情况将被记录为：
   □ a. 极重或不能做
   □ b. 不适用

2. 受访者脊髓损伤，不能够自行清洗身体，但是，她通常有助手帮忙，她能够在助手的帮助下无困难的完成清洗身体，这种程度的活动困难应记录为：
   □ a. 极重或不能做
   □ b. 无

3. 在 WHODAS 2.0 的面谈调查版本中，任何用印刷体书写的文字应该读给受访者
   □ a. 正确
   □ b. 错误

4. 调查者一定要把括号内的举出的例子读出来以便说明要点
   □ a. 正确
   □ b. 错误

5. 受访者既可以在抽认卡上指出答案，也可以口头回答
   □ a. 正确
   □ b. 错误

6. 如果受访者还没听完整个问题就打断调查者，那调查者应从头开始重复这个问题
   □ a. 正确
   □ b. 错误

7. 如果受访者对问题的某部分有疑问，调查者应该重复整个问题

□ a. 正确
　□ b. 错误

8. 如果受访者回答"我不知道"，而详细询问也没有获得其他答案，那么调查者应该记录最初的回答
　□ a. 正确
　□ b. 错误

9. 调查者可以采用开放式问题来分析辨别受访者回答中的不一致
　□ a. 正确
　□ b. 错误

10. 如果受访者给出的答案与调查者了解到的受访者现在功能状态不相符，那么应该记录为
　□ a. 受访者的答案
　□ b. 调查者观察的情况

11. 如果受访者不能报告他自己的困难，可以采用代理人报告的方式。在这种情况下，代理人应该完成以下内容：
　□ a. 自我测试版，回答他们认为原受访者将如何应答
　□ b. 代理人版本，即代理人他（或她）自己的理解

12. 在 WHODAS 2.0，健康状态包括躯体疾病和精神疾病，也包括酗酒和药物滥用
　□ a. 正确
　□ b. 错误

13. 每次都采用相同的标准化方法来实施面谈：
　□ a. 正确
　□ b. 错误

14. 在 WHODAS 2.0，健康状态包括躯体疾病和精神疾病，外伤，但是不包括酗酒和药物滥用
　□ a. 正确
　□ b. 错误

15. 受访者在回答他们面临的困难程度时应该是在（　　　）采用辅助装置或辅助人员的情况下
　□ a. 允许
　□ b. 不允许

16. 受访者回答问题时应该考虑到在过去的 30 天中最严重的那几天
　□ a. 正确
　□ b. 错误

17. 一个受访者回答说在过去的 30 天里她没有尝试去学习新的工作。在调查者的追问下，她澄清说这并不是由健康状态引起的。这一回答应该记录为：

☐ a. 不适用

☐ b. 超出能力或不能完成

18. 日期应该按照欧洲格式记录为　日/月/年

☐ a. 正确

☐ b. 错误

19. 在做介绍时一定要记得说明（选两个）：

☐ a. 评估目的

☐ b. 这些信息是保密的

☐ c. 您自己的生活中也经历过类似的问题

20. 作为一个普遍规律，说话时的语速比正常快一些是个好主意，这样能够尽快的完成面谈

☐ a. 正确

☐ b. 错误

21. 当受访者提供了一些似乎不需要的信息时：

☐ a. 在边缘空白处记录这些信息作为注释

☐ b. 告诉参与者您还有许多问题要问

22. 在 WHODAS 2.0 中，那些用印刷体写的字需要读给受访者听

☐ a. 正确

☐ b. 错误

23. 括号内的文字只有当受访者需要解释时再读出来

☐ a. 正确

☐ b. 错误

24. 应该强调加下划线的文字

☐ a. 正确

☐ b. 错误

25. 在面谈开始时介绍两张抽认卡是很重要的

☐ a. 正确

☐ b. 错误

26. 介绍完抽认卡之后，它们应该被放置在受访者一直都看得到的地方

☐ a. 正确

☐ b. 错误

27. 一般来说，应该准确的将调查问卷上的问题读给受访者

☐ a. 正确

☐ b. 错误

28. 如果受访者在您读完整个问题之前就回答问题了，您应该：

☐ a. 接受答案

☐ b. 读完剩余的问题

☐ c. 复述整个问题

29. 您应该使用引入短句"在……方面您有多大程度的困难？

☐ a. 每一个问题前都采用这句话

☐ b. 或多或少的采用使问题流畅即可。

30. 如果看起来受访者理解了问题，但是没有提供支持这一问题的客观信息，那么应该进行追问

☐ a. 正确

☐ b. 错误

31. 即使受访者要求调查者只重复一个选项，调查者也必须重复所有的备选项

☐ a. 正确

☐ b. 错误

32. 采用中立性的追问而不是重复题目本身

☐ a. 正确

☐ b. 错误

33. 调查者可以使用以下工具来记录（多选）

☐ a. 蓝色钢笔或铅笔

☐ b. 红色钢笔或铅笔

☐ c. 黑色钢笔

☐ d. 绿色钢笔

☐ e. 铅笔

34. 填写空格时，应该左端对齐

☐ a. 正确

☐ b. 错误

35. 当受访者使用"因为"或是"当……时"来解释某个答案时，调查者应该将其记录在边缘的空白处

☐ a. 正确

☐ b. 错误

36. 当调查者意识到他漏过一个问题时，应该立即询问这个漏过的问题，并在边缘处说明这个问题并未按顺序询问

☐ a. 正确

☐ b. 错误

10.2 自我测试: 答案

1. a（第5章第3节5.3：使用WHODAS 2.0的训练）	19. a，b（第9章第1节9.1：调查者实施版本的详细说明）
2. b（第5章第3节5.3：使用WHODAS 2.0的训练）	20. b（第9章第1节9.1：调查者实施版本的详细说明）
3. a（第9章第2节9.2：印刷说明）	21. b（第9章第1节9.1：调查者实施版本的详细说明）
4. a（第9章第2节9.2：印刷说明）	22. a（第9章第2节9.2：印刷说明）
5. a（第9章第3节9.3：抽认卡的应用）	23. b（第9章第2节9.2：印刷说明）
6. a（第9章第5节9.5：澄清不清晰的回答）	24. b（第9章第2节9.2：印刷说明）
7. b（第9章第5节9.5：澄清不清晰的回答）	25. b（第9章第3节9.3：抽认卡的应用）
8. a（第9章第5节9.5：澄清不清晰的回答）	26. a（第9章第3节9.3：抽认卡的应用）
9. b（第9章第5节9.5：澄清不清晰的回答）	27. a（第9章第4节9.4：询问问题）
10. a（第9章第5节9.5：澄清不清晰的回答）	28. c（第9章第4节9.4：询问问题）
11. b（第5章第2节5.2：WHODAS 2.0执行的方式）	29. b（第9章第4节9.4：询问问题）
12. a（第5章第3节5.3：使用WHODAS 2.0的训练）	30. a（第9章第5节9.5：澄清不清晰的回答）
13. a（第5章第3节5.3：使用WHODAS 2.0的训练）	31. a（第9章第5节9.5：澄清不清晰的回答）
14. b（第5章第3节5.3：使用WHODAS 2.0的训练）	32. b（第9章第5节9.5：澄清不清晰的回答）
15. a（第5章第3节5.3：使用WHODAS 2.0的训练）	33. a，c，d，e（第9章第6节9.6：数据记录）
16. b（第5章第3节5.3：使用WHODAS 2.0的训练）	34. b（第9章第6节9.6：数据记录）
17. a（第9章第7节9.7：问题与解决方法）	35. b（第9章第6节9.6：数据记录）
18. a（第7章第3节7.3：问题F1-F5的页面）	36. a（第9章第6节9.6：数据记录）

词汇表

活动

在国际分类功能，失能与健康分类（ICF）中，"活动"这一术语是用在最广泛的意义上的个人执行各种复杂水平上任务或行动。它体现个体对其功能的看法。活动包括人作为一个整体简单的或基本的躯体功能（例如抓握动作或移动一条腿），基本和复杂的心理功能（例如，学习和应用知识），和在各种复杂性水平的体力和脑力活动的集合（例如开车，与人互动）。活动的其他例子包括照顾自己和家务活动。

活动限制

个体在完成活动时可能存在的困难。活动限制包括所有影响活动执行的方面，例如，活动时有疼痛或不适，太慢或太快，或者是时间地点不对；笨拙或另外的不在预期中的方式。与那些没有健康状态的人的活动方式或活动程度比较，活动限制的范围包括活动时有很轻的偏差到有很严重的偏差（质量或数量）。

辅助装置

所有那些用来帮助有健康状态者完成活动的设备或装置。设备可能很昂贵（例如帮助交流的计算机），也可能很便宜（例如洗澡用的长把海绵）。

障碍或妨害

一个人所处环境中的外部因素，由于这些因素的缺乏或存在，限制了功能，引起了失能。包括的方面如：难以进入的物理环境，缺乏相关的辅助技术，人们对失能的消极态度，缺乏提高所有人在各个生活领域健康状态的制度、政策和服务。

相关因素

个体生活或居住的所有背景情况，包括外部环境因素和个体的自身因素。

困难

体验不适，疼痛或缓慢；或需要额外的帮助或是改变以往活动的方式。

失能

是对病损，活动限制和参与受限的总称性术语。是指某个个体（有健康状态）与他所处的环境和个人背景之间相互作用的消极方面。

环境因素

相关的环境因素包括生活和居住的背景，自然环境的组成成分（天气或地域），人造环境（工具，家具，建筑环境），社会态度，文化习俗，规则，惯例，制度和其他个体。

促进因素

一个人所处环境中的外部因素，由于这些因素的缺乏或存在，能够改善功能，降低致残率。包括以下方面：例如，一个可以进入的物理环境；可用的相关辅助技术；人们对失能的积极态度；旨在提高所有人在各个生活领域健康状态的制度、政策和服务。某个因素的缺乏也可以起到促进作用（例如没有歧视或消极态度）。尽管个人有能力问题，促进因素可以防止病损或活动受限变成参与受限，因为个体实际的执行能力可通过促进因素得到提高。

功能

一个总括性术语，包括：躯体功能，躯体结构，活动和参与。是指某个个体（有健康状态）与他所处的环境和个人背景之间相互作用的主动方面。

家庭活动

与家庭成员或家庭相关的躯体、情感、财务或心理需求活动。包括传统上由男人完成的工作，例如理财，修理汽车和房屋；照顾院子，接送孩子上下学，辅导家庭作业，教育孩子。

健康状态

持续很短或很长时间的疾病，损伤（例如意外事故造成的持久损害），心理或情绪问题，包括的范围从日常生活导致的压力到严重的精神疾病，或酒精和药物问题。

病损

身体结构或生理功能的缺失或异常（包括心理功能）。这里"异常"严格的是指与经统计验证的标准比有显著差异（例如，与经过测量的总体均数有偏差）。病损的实例包括一个胳膊或一条腿的缺失，或是视力丧失。在脊髓损伤的病例，其病损是指其导致的瘫痪。

参与

个体在生活环境中的参与情况。表示的是社会角度的功能情况。

参与受限

个体在生活环境中参与方面经历的问题。可以通过和那些没有功能障碍的人参与当地文化或社群的情况比较来确定。

个人帮助

在完成活动时来自其他人的任何帮助都算个人帮助。包括有偿或无偿的，可以是家庭成员也可以是雇佣来的人。个人帮助可以通过以下方式来实现：实际的躯体帮助，口头提醒，暗示，提示，保护，监督或是心理帮助。

个人因素

相关因素包括个人的生活或生长经历的特点而不是健康或失能情况。包括：年龄，种族，性别，教育程度，经历，个性和性格特点，才能，其他健康状态，适应的生活方式，习惯，家教，应对方式，社会背景，职业，过去和现在的经验。

性活动

在 WHODAS 2.0 中，性活动包括拥抱，亲吻，爱抚，其他亲密的性交动作和性交。

第三部分

WHODAS 2.0
不同版本

本章包含 WHODAS 2.0 的 7 个基本版本

3 个36 项版本

    面谈调查

    自我测试

    代理人调查

3 个12 项版本

    面谈调查

    自我测试

    代理人调查

1 个12＋24 项版本

    面谈调查

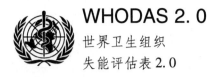

WHODAS 2.0

世界卫生组织
失能评估表 2.0

36 项面谈调查版

介绍

　　本调查表是由 WHO 分类，术语和标准小组在 WHO/国立卫生研究院与失能分类评估组联合开发的框架下发展而来的。

　　在应用此工具之前，调查者必须进行培训，培训使用的健康和失能评估手册为：WHO 失能评定量表手册——WHODAS 2.0（WHO 2010），包括调查者指导和其他训练材料。

　　调查者可以使用的版本如下：

36 项——面谈调查

36 项——自我测试

36 项——代理人调查

12 项——面谈调查

12 项——自我测试

12 项——代理人调查

12 + 24 项——面谈调查

　　需要各个版本的详细信息可参考 WHODAS 2.0 健康与失能评估手册：WHO 失能评定量表手册 - WHODAS 2.0（WHO 2010）

　　更多信息请访问：www. who. int/whodas 或联系：

Dr T Bedirhan Üstün

Classification，Terminology and Standards

Health Statistics and Informatics

World Health Organization（WHO）

1211 Geneva 27

Switzerland

Tel：+41 22 791 3609

E-mail：ustunb@ who. int

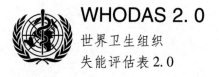

WHODAS 2.0

世界卫生组织
失能评估表2.0

本调查包括 WHODAS 2.0 的 36 项 ——面谈调查

介绍给调查者的信息用粗楷体显示，不要把它们读出来。

需要受访者听的信息用黑体显示，这些信息要大声读出来。

第1节　首页

在每次开始前完成 F1-F5 项目				
F1	受访者识别码			
F2	Interviewer identity number 调查者识别码			
F3	第几次调查（1，2，等）			
F4	面谈日期			
		日	月	年
F5	调查时的生活状态（单选）	独立生活		1
		在别人帮助下生活		2
		住院		3

WHODAS 2.0

世界卫生组织
失能评估表 2.0

第 2 节 人口和背景信息

这次调查是由世界卫生组织发起的，目的是更好的了解健康状态给人们带来的困难。您在这次面谈中提供的信息是保密的，而且只会用于研究。本次访问将需要 15～20 分钟来完成。

对那些普通人（非患者）说：

即使您很健康，我也希望您能回答所有问题，以便调查完整。

我将从一些背景问题开始

A1	记录观察到的性别	女	1
		男	2
A2	您多大年纪？	_____ 岁	
A3	您上小学、中学、大学共学习了多少年？	_____年	
A4	您现在的婚姻状态？ （单选最佳选项）	未婚	1
		已婚	2
		分居	3
		离婚	4
		丧偶	5
		同居	6
A5	哪项描述您主要工作状态最为合适？ （单选最佳选项）	有偿工作	1
		自主就业，如有自己的生意或农场	2
		无偿工作，如志愿者或慈善机构	3
		学生	4
		居家/家庭主妇	5
		退休	6
		由于健康原因失业	7
		由于其他原因失业	8
		其他（列出）———	9

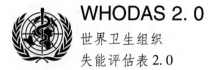
第3节 前言

对受访者说：

本次面谈是关于您的健康状态给您带来的困难

出示抽认卡1并对受访者说：

我所说的健康原因是指疾病、损伤，或是持续很短或很长时间的其他健康问题，心理或情绪问题，或酒精或药物问题。

当我问您在做某项活动的困难时，记得在回答问题时要一直考虑到您的健康问题。

指着抽认卡1对受访者解释说："活动困难"指

- 付出更多努力
- 不适或疼痛
- 缓慢
- 改变活动方式

对受访者说：

回答问题时，我希望您能请回想过去30天的情况。另外我也希望您在回答问题时考虑您做那些您过去经常完成的活动时有多大程度的困难，这一程度是指过去30天通常的困难程度。

出示抽认卡2并对受访者说：

回答问题时采用这一标尺。

大声朗读刻度

无，轻度，中等，严重，极重或不能做

保证受访者在整个面谈过程中都能看到抽认抽认卡1和抽认抽认卡2。

第 4 节　领域详述

领域 1　认知

我将问一些关于理解与交流的问题

出示抽认卡 1 和抽认卡 2

在过去的 30 天内，您在以下方面有多大困难？	无	轻度	中等	严重	极重或不能做
D1.1　集中注意力做事情 10 分钟？	1	2	3	4	5
D1.2　能记住去做重要的事情？	1	2	3	4	5
D1.3　能分析日常生活中的问题并找出解决的办法？	1	2	3	4	5
D1.4　学习新任务，如学习怎样去一个新地方？	1	2	3	4	5
D1.5　大体上理解别人说的话？	1	2	3	4	5
D1.6　开始并保持交谈？	1	2	3	4	5

领域 2　移动

我将问关于四处活动困难方面的问题

出示抽认卡 1 和抽认卡 2

在过去的 30 天内，您在以下方面有多大困难？	无	轻度	中等	严重	极重或不能做
D2.1　长时间站立，如超过 30 分钟？	1	2	3	4	5
D2.2　从座位站起来？	1	2	3	4	5
D2.3　在家里到处活动？	1	2	3	4	5
D2.4　从家中外出？	1	2	3	4	5
D2.5　长距离行走，如 1 公里（或相当距离）？	1	2	3	4	5

下页继续

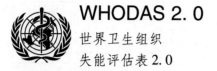

WHODAS 2.0

世界卫生组织
失能评估表2.0

领域3 自理

我将问一些关于您照顾自己是否有困难方面的问题

出示抽认卡1和抽认卡2

在过去的30天内，您在以下方面有多大困难?	无	轻度	中等	严重	极重或不能做
D3.1	清洗全身?	1	2	3	4	5
D3.2	完成穿衣?	1	2	3	4	5
D3.3	进食?	1	2	3	4	5
D3.4	独自生活几天?	1	2	3	4	5

领域4 与人相处

我将问一些关于您与他人相处方面的问题。请记住我问的是由于您健康状态带来的问题，即疾病，外伤，心理或情绪问题，酒精和药物滥用问题。

出示抽认卡1和抽认卡2

在过去的30天内，您在以下方面有多大困难?	无	轻度	中等	严重	极重或不能做
D4.1	与陌生人交往?	1	2	3	4	5
D4.2	维持友谊?	1	2	3	4	5
D4.3	与亲密的人相处?	1	2	3	4	5
D4.4	交新的朋友?	1	2	3	4	5
D4.5	性活动?	1	2	3	4	5

下页继续

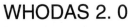
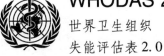

WHODAS 2.0

世界卫生组织
失能评估表2.0

领域5　生活活动

(1)　家庭活动

我现在要问的关于活动的问题包括做家务，照顾和您一起居住的人或是亲近的人。这些活动包括做饭、清洁、购物、照顾别人和管理属于您自己的财物。

出示抽认卡 1 和抽认卡 2

由于健康状态，在过去的 30 天内，您在以下方面有多大困难？	无	轻度	中等	严重	极重或不能做
D5.1　担负您的家庭责任？	1	2	3	4	5
D5.2　很好地进行最重要的家庭任务？	1	2	3	4	5
D5.3　完成所有您需要做的家庭工作？	1	2	3	4	5
D5.4　尽快地按需完成家庭工作？	1	2	3	4	5

如果 D5.2-D5.5 问题中任何一项的答案是 1 以上，问患者

D5.01	在过去的 30 天内，有多少天您因为健康原因减少或完全不能完成家庭工作？	记录天数_____

若果受访者有工作（包括有偿，无偿的，自主就业）或上学，完成下页 D5.5-D5.10 的问题，否则的话，跳到之后页，从 D6.1 开始。

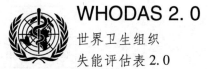
(2) 工作或学习活动

现在我将要问一些关于您工作或学习活动方面的问题

出示抽认卡 1 和抽认卡 2

由于健康状态，在过去的 30 天内，您在以下方面有多大困难？	无	轻度	中等	严重	极重或不能做
D5.5 您的日常工作或学习？	1	2	3	4	5
D5.6 您能很好的进行最重要的工作/学习？	1	2	3	4	5
D5.7 完成所有您需要做的工作？	1	2	3	4	5
D5.8 尽快的完成您需要做的工作？	1	2	3	4	5
D5.9 由于健康状态您必须降低工作强度？				否	1
				是	2
D5.10 健康状态导致您的收入减少？				否	1
				是	2

如果 D5.5-D5.8 问题中任何一项的答案是 1 以上，问患者

D5.02	在过去的 30 天内，您有多少天由于健康原因误工半天或超过半天？	记录天数＿＿＿

下页继续

领域 6　参 与

　　现在我将问关于您健康状态在参与社会活动方面对您和您的家庭造成的影响。其中有些问题可能包括了一些超过 30 天的情况，但是请您主要考虑 30 天之内的情况。另外，再次提醒您回答这些问题时要考虑到健康状态：躯体的，精神和情绪的，药物和酒精相关的问题。

出示抽认卡 1 和抽认卡 2

在过去的 30 天内		无	轻度	中等	严重	极重或不能做
D6.1	您以与他人相同的方式参与社区活动（例如节日、宗教或其他活动）方面有多大的困难？	1	2	3	4	5
D6.2	您在生活的环境中因为<u>障碍或妨害</u>而存在的困难有多大？	1	2	3	4	5
D6.3	因为他人的态度和做法，您有<u>尊严的生活</u>有多大的困难？	1	2	3	4	5
D6.4	<u>您</u>在为您的健康状态或其后果上花了多少<u>时间</u>？	1	2	3	4	5
D6.5	您的健康状态对您的情绪影响多大？	1	2	3	4	5
D6.6	您的健康状态给您或您的家庭带来了多大的经济损失？	1	2	3	4	5
D6.7	您的健康状态对您的家庭有多大影响？	1	2	3	4	5
D6.8	您独自进行放松或娱乐活动时有多大的困难？	1	2	3	4	5

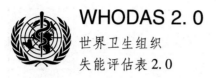

WHODAS 2.0

世界卫生组织
失能评估表2.0

H1	总体来说，在过去30天内，这些困难出现的<u>天数</u>？	记录天数_____
H2	在过去的30天内，您有多少天是因为健康状态而<u>完全不</u>能进行您的正常活动或工作的？	记录天数_____
H3	在过去的30天内，不计算完全不能的天数，有多少天是因为健康状态而<u>缩减</u>或减少您的正常活动或工作的？	记录天数_____

这次调查到此结束，感谢您的参与。

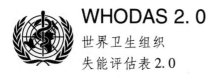

WHODAS 2.0

世界卫生组织
失能评估表 2.0

健康状态:

- 疾病或其他健康问题
- 损伤
- 心理或情绪问题
- 酗酒
- 药物滥用

有活动困难的意思是:

- 付出更多努力
- 不适或疼痛
- 缓慢
- 改变活动方式

只考虑过去 30 天。

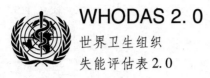

WHODAS 2.0

世界卫生组织
失能评估表 2.0

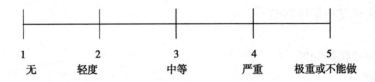

1	2	3	4	5
无	轻度	中等	严重	极重或不能做

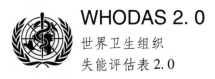 **WHODAS 2.0**

世界卫生组织
失能评估表 2.0

36 项版本，自我测试

　　这些问题是问有健康状态带来的困难。健康状态包括：疾病、持续很短或很长时间的其他健康问题，损伤，心理或情绪问题，或药物或酒精问题。

　　回想过去 30 天并回答这些问题，想想您在做以下活动时有多大的困难，每个问题只选一项

在过去的 30 天内，您在以下方面有多大困难？						
理解与沟通						
D1.1	集中注意力做事情 10 分钟？	无	轻度	中等	严重	极重或不能做
D1.2	能记住去做重要的事情？	无	轻度	中等	严重	极重或不能做
D1.3	能分析日常生活中的问题并找出解决的办法？	无	轻度	中等	严重	极重或不能做
D1.4	学习新任务，如学习怎样去一个新的地方？	无	轻度	中等	严重	极重或不能做
D1.5	大体上理解别人说什么？	无	轻度	中等	严重	极重或不能做
D1.6	开始并保持交谈？	无	轻度	中等	严重	极重或不能做
移动						
D2.1	长时间站立，如 30 分钟？	无	轻度	中等	严重	极重或不能做
D2.2	从座位站起来？	无	轻度	中等	严重	极重或不能做
D2.3	在家到处活动？	无	轻度	中等	严重	极重或不能做
D2.4	从家里外出？	无	轻度	中等	严重	极重或不能做
D2.5	长距离行走，如 1 公里（或相当距离）？	无	轻度	中等	严重	极重或不能做

下页继续

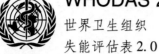

WHODAS 2.0

世界卫生组织
失能评估表 2.0

在过去的 30 天内，您在以下方面有多大困难？						
自理						
D3.1	<u>清洗全身</u>?	无	轻度	中等	严重	极重或 不能做
D3.2	完成穿衣?	无	轻度	中等	严重	极重或 不能做
D3.3	进食?	无	轻度	中等	严重	极重或 不能做
D3.4	独自生活几天?	无	轻度	中等	严重	极重或 不能做
与人相处						
D4.1	与陌生人交往?	无	轻度	中等	严重	极重或 不能做
D4.2	<u>维持友谊</u>?	无	轻度	中等	严重	极重或 不能做
D4.3	与亲密的人相处?	无	轻度	中等	严重	极重或 不能做
D4.4	交新的朋友?	无	轻度	中等	严重	极重或 不能做
D4.5	性活动?	无	轻度	中等	严重	极重或 不能做
生活活动						
D5.1	担负您的<u>家庭责任</u>?	无	轻度	中等	严重	极重或 不能做
D5.2	很好地进行最重要的家庭任务?	无	轻度	中等	严重	极重或 不能做
D5.3	完成所有您需要做的家庭工作?	无	轻度	中等	严重	极重或 不能做
D5.4	<u>尽快地</u>按需完成家庭工作?	无	轻度	中等	严重	极重或 不能做

下页继续

如果您工作（包括有偿，无偿和自主就业）或上学，完成下面的问题 D5.5-D5.8，否则请跳到 D6.1。

因为健康问题，在过去的 30 天内，您在以下方面有多大困难？						
D5.5	您日常工作或学习？	无	轻度	中等	严重	极重或不能做
D5.6	您能很好地进行最重要工作/学习？	无	轻度	中等	严重	极重或不能做
D5.7	完成所有您需要做的工作？	无	轻度	中等	严重	极重或不能做
D5.8	尽快地完成您需要做的工作？	无	轻度	中等	严重	极重或不能做

参与						
在过去的 30 天内						
D6.1	您以与他人相同的方式参与社区活动（例如节日、宗教或其他活动）方面有多大的困难？	无	轻度	中等	严重	极重或不能做
D6.2	您在生活的环境中因为障碍或妨害而存在的困难有多大？	无	轻度	中等	严重	极重或不能做
D6.3	别人的态度或行为对于您有尊严生活的影响程度？	无	轻度	中等	严重	极重或不能做
D6.4	您在为您的健康状态或其后果上花了多少时间？	无	轻度	中等	严重	极重或不能做
D6.5	您的健康状态对您情绪的影响多大？	无	轻度	中等	严重	极重或不能做
D6.6	您的健康状态给您或您的家庭带来了多大的经济损失？	无	轻度	中等	严重	极重或不能做
D6.7	您的健康状态对您的家庭有多大影响？	无	轻度	中等	严重	极重或不能做
D6.8	您独自进行放松或娱乐活动时有多大的困难？	无	轻度	中等	严重	极重或不能做

下页继续

H1	总体来说，在过去30天内，这些困难出现的天数？	记录天数_____
H2	在过去的30天内，您有多少天是因为健康状态而完全不能进行您的正常活动或工作的？	记录天数_____
H3	在过去的30天内，不计算完全不能的天数，有多少天是因为健康状态而缩减或减少您的正常活动或工作的？	记录天数_____

本调查完成，谢谢！

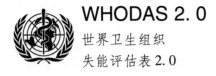

WHODAS 2.0
世界卫生组织
失能评估表 2.0

36 项版本，代理人调查

这些问题是关于您的朋友、亲戚或是您照顾的人，他由于健康状态所面临的困难。健康状态包括：疾病、持续很短或很长时间的其他健康问题，损伤，心理或情绪问题，或药物或酒精问题。

回想过去 30 天，根据您掌握的最全面的信息，您的朋友、亲戚或您照顾的人在做下面这些活动时有多少困难。（注意：问题中使用术语"相关人"是指"朋友"，"亲戚"或"照顾的人"）。每个问题选一个答案。

H4[a]	我是这个人的_____（单选）	1 =	丈夫或妻子	5 =	其他亲戚
		2 =	父母	6 =	朋友
		3 =	儿子或女儿	7 =	专业护理人员
		4 =	兄弟或姐妹	8 =	其他（列出）_____

[a] 问题 H1 - H3 在本调查表的最后。

下页继续

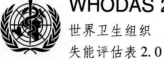

WHODAS 2.0
世界卫生组织
失能评估表 2.0

在过去的 30 天内，您的相关人在以下方面有多大困难？						
理解和沟通						
D1.1	集中注意力做事情 10 分钟？	无	轻度	中等	严重	极重或不能做
D1.2	能记住去做重要的事情？	无	轻度	中等	严重	极重或不能做
D1.3	能分析日常生活中的问题并找出解决的办法？	无	轻度	中等	严重	极重或不能做
D1.4	学习新任务，如学习如何到达一个新的地方？	无	轻度	中等	严重	极重或不能做
D1.5	大体上理解别人说什么？	无	轻度	中等	严重	极重或不能做
D1.6	开始并保持交谈？	无	轻度	中等	严重	极重或不能做
移动						
D2.1	长时间站立，如 30 分钟？	无	轻度	中等	严重	极重或不能做
D2.2	从座位站起来？	无	轻度	中等	严重	极重或不能做
D2.3	在家里到处活动？	无	轻度	中等	严重	极重或不能做
D2.4	从家里外出？	无	轻度	中等	严重	极重或不能做
D2.5	长距离行走，如 1 公里（或相当距离）？	无	轻度	中等	严重	极重或不能做

下页继续

WHODAS 2.0
世界卫生组织
失能评估表 2.0

因为健康问题，在过去的 30 天内，您的相关人在以下方面有多大困难？						
自理						
D3.1	清洗他或她的全身?	无	轻度	中等	严重	极重或不能做
D3.2	完成穿衣?	无	轻度	中等	严重	极重或不能做
D3.3	进食?	无	轻度	中等	严重	极重或不能做
D3.4	他或她独处几天?	无	轻度	中等	严重	极重或不能做
与人相处						
D4.1	他或她与陌生人交往?	无	轻度	中等	严重	极重或不能做
D4.2	维持友谊?	无	轻度	中等	严重	极重或不能做
D4.3	他或她与亲密的人相处?	无	轻度	中等	严重	极重或不能做
D4.4	交新的朋友?	无	轻度	中等	严重	极重或不能做
D4.5	性活动?	无	轻度	中等	严重	极重或不能做
生活活动						
D5.1	担负他或她家庭的责任?	无	轻度	中等	严重	极重或不能做
D5.2	他或她很好地进行最重要的家庭任务?	无	轻度	中等	严重	极重或不能做
D5.3	完成所有需要做的家庭工作?	无	轻度	中等	严重	极重或不能做
D5.4	尽快地按需完成家庭工作?	无	轻度	中等	严重	极重或不能做

　　如果您有工作（包括有偿工作，无偿工作，自主就业）或上学，完成问题 D5.5-D5.8。否则的话跳到问题 D6.1

在过去的 30 天内，您的相关人在以下方面有多大困难？						
D5.5	他或她的日常<u>工作或学习</u>？	无	轻度	中等	严重	极重或不能做
D5.6	他或她能<u>很好地</u>进行最重要的工作/学习？	无	轻度	中等	严重	极重或不能做
D5.7	<u>完成所有</u>需要做的工作？	无	轻度	中等	严重	极重或不能做
D5.8	<u>尽快地</u>完成需要做的工作？	无	轻度	中等	严重	极重或不能做

<u>在过去的 30 天参与社会活动</u>						
D6.1	您的相关人以与他人相同的方式参与社区活动（例如节日、宗教或其他活动）方面有多大的困难？	无	轻度	中等	严重	极重或不能做
D6.2	您的相关人在生活的环境中因为<u>障碍或妨害</u>而存在的困难有多大？	无	轻度	中等	严重	极重或不能做
D6.3	别人的态度或行为对于您的相关人有尊严生活的影响程度？	无	轻度	中等	严重	极重或不能做
D6.4	您的相关人在为他或她的健康状态或其后果上花了多少<u>时间</u>？	无	轻度	中等	严重	极重或不能做
D6.5	您的相关人健康状态对他或她情绪的影响多大？	无	轻度	中等	严重	极重或不能做
D6.6	您的相关人健康状态给他或她本人或家庭带来了多大的经济损失？	无	轻度	中等	严重	极重或不能做
D6.7	您的相关人健康状态对他或她的家庭有多大影响？	无	轻度	中等	严重	极重或不能做
D6.8	您的相关人独自进行放松或娱乐活动时有多大的困难？	无	轻度	中等	严重	极重或不能做

下页继续

世界卫生组织
失能评估表 2.0

H1	总体来说，在过去30天内，这些困难出现的<u>天数</u>？	记录天数_____
H2	在过去的30天内，他或她有多少天是因为健康状态而<u>完全</u><u>不能</u>进行正常活动或工作的？	记录天数_____
H3	在过去的30天内，不计算完全不能的天数，有多少天是因为健康状态而<u>缩短</u>或<u>减少</u>他或她的正常活动或工作的？	记录天数_____

本调查完成，谢谢！

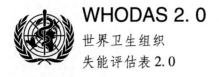

WHODAS 2.0

世界卫生组织
失能评估表2.0

12 项版本，面谈调查

介绍

　　本调查表是由 WHO 分类，术语和标准小组在 WHO/国立卫生研究院与失能分类评估组联合开发的框架下发展而来的。

　　在应用此调查表之前，调查者必须进行培训，培训使用的健康和失能评估手册为：WHO 失能评定量表手册——WHODAS 2.0（WHO 2010），包括调查者指导和其他训练材料。

　　调查者可以使用的版本如下：

36 项——面谈调查

36 项——自我测试

36 项——代理人调查

12 项——面谈调查

12 项——自我测试

12 项——代理人调查

12 +24 项——面谈调查

　　需要各个版本的详细信息可参考 WHODAS 2.0 健康与失能评估手册：WHO 失能评定量表手册- WHODAS 2.0（WHO 2010）

　　将此调查表翻译成任何语言都应事先获得 WHO 的允许，所有的翻译都应该按照 WHO 的翻译指南进行，详细信息在附随的手册中。

　　更多信息请访问：www. who. int/whodas 或联系：

Dr T Bedirhan Üstün

Classification, Terminology and Standards

Health Statistics and Informatics

World Health Organization（WHO）

1211 Geneva 27

Switzerland

Tel：+41 22 791 3609

E-mail：ustunb@ who. int

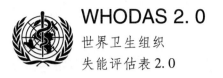

WHODAS 2.0
世界卫生组织
失能评估表 2.0

本调查包括 WHODAS 2.0 面谈调查 12 项版本

介绍给调查者的信息用粗体和楷体印刷，不要把它们读出来。

需要受访者听的信息用蓝色的标准打印。这些信息要大声读出来。

第1节　首页

在每次开始前完成 F1-F5 项目				
F1	受访者识别码			
F2	调查者识别码			
F3	第几次调查（1，2，等）			
F4	面谈日期	日	月	年
F5	调查时的生活状态（单选最佳选项）	独立生活		1
		在别人帮助下生活		2
		住院		3

下页继续

WHODAS 2.0

世界卫生组织
失能评估表2.0

第2节 人口和背景信息

这次调查是由世界卫生组织发起的，目的是更好的了解健康状态给人们带来的困难。您在这次面谈中提供的信息是保密的，而且只会用于研究。本次访问将需要 5~10 分钟来完成。

对那些普通人（非患者）说：

即使您很健康，我也希望您能回答所有问题，以便调查完整。

我将从一些背景问题开始

A1	记录观察到的性别	女	1
		男	2
A2	您多大年纪？	_____岁	
A3	您上小学、中学、大学共学习了多少年？	_____年	
A4	您现在的婚姻状态？ （单选最佳选项）	未婚	1
		已婚	2
		分居	3
		离婚	4
		丧偶	5
		同居	6
A5	哪项描述您主要工作状态最为合适？ （单选最佳选项）	有偿工作	1
		自主就业，如有自己的生意或农场	2
		无偿工作，如志愿者或慈善机构	3
		学生	4
		居家/家庭主妇	5
		退休	6
		由于健康原因失业	7
		失业（其他原因）	8
		其他（列出）_____ _____	9

下页继续

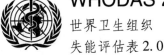

WHODAS 2. 0

世界卫生组织
失能评估表 2.0

第 3 节　前言

对受访者说

本次面谈是关于您的健康状态给您带来的困难

出示抽认卡 1 并对患者说：

我所说的健康原因是指疾病、损伤，或是持续很短或很长时间的其他健康问题，心理或情绪问题，或药物或酒精问题。

当我问您在做某项活动的困难时，记得在回答问题时要一直考虑到您的健康问题。

指着抽认卡 1 对患者解释说："活动困难"指

付出更多努力

不适或疼痛

缓慢

改变活动方式

回答问题时，我希望您能请回想过去 30 天的情况。另外我也希望您在回答问题时考虑您做那些您过去经常完成的活动时有多大程度的困难，这一程度是指过去 30 天的平均困难程度。

出示抽认卡 2 并对受访者说：

回答问题时采用这一标尺。

大声朗读刻度

无，轻度，中等，严重，极重或不能做

保证受访者在整个面谈过程中都能看到抽认卡 1 和抽认卡 2。

下页继续

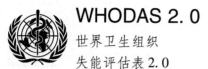

WHODAS 2.0
世界卫生组织
失能评估表2.0

第4节 核心问题

出示抽认卡2

在过去的 30 天内，您在以下方面有多大困难？		无	轻度	中等	严重	极重或不能做
S1	长时间站立，如30分钟？	1	2	3	4	5
S2	完成照顾家庭的责任？	1	2	3	4	5
S3	学习新任务，如学习怎样去一个新的地方？	1	2	3	4	5
S4	您以与他人相同的方式参与社区活动（例如节日、宗教或其他活动）方面有多大的困难？	1	2	3	4	5
S5	您的健康状态对您的情绪影响多大？	1	2	3	4	5

在过去的 30 天内，您在以下方面有多大困难？		无	轻度	中等	严重	极重或不能做
S6	集中注意力做事情10分钟？	1	2	3	4	5
S7	长距离行走，如1公里（或相当距离）？	1	2	3	4	5
S8	清洗全身？	1	2	3	4	5
S9	完成穿衣？	1	2	3	4	5
S10	与亲密的人相处？	1	2	3	4	5
S11	维持友谊？	1	2	3	4	5
S12	您的日常工作或学习？	1	2	3	4	5

H1	总体来说，在过去30天内，这些困难出现的天数？	记录天数_____
H2	在过去的 30 天内，您有多少天是因为健康状态而完全不能进行您的正常活动或工作的？	记录天数_____
H3	在过去的 30 天内，不计算完全不能的天数，有多少天是因为健康状态而缩减或减少您的正常活动或工作的？	记录天数_____

本次调查到此结束，感谢您的参与。

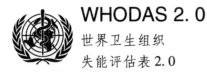

WHODAS 2.0

世界卫生组织
失能评估表 2.0

健康状态:

- 疾病或其他健康问题
- 损伤
- 心理或情绪问题
- 酗酒
- 药物滥用

有活动困难的意思是:

- 付出更多努力
- 不适或疼痛
- 缓慢
- 改变活动方式

只考虑过去30 天。

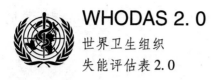

WHODAS 2.0

世界卫生组织

失能评估表2.0

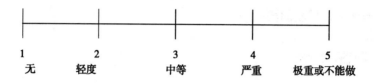

1	2	3	4	5
无	轻度	中等	严重	极重或不能做

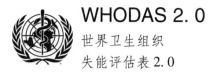

WHODAS 2.0

世界卫生组织
失能评估表 2.0

12 项版本，自我测试

　　这些问题是问有健康状态带来的困难。健康状态包括：疾病、持续很短或很长时间的其他健康问题，损伤，心理或情绪问题，或药物或酒精问题。

　　回想过去 30 天并回答这些问题，想想您在做以下活动时有多大的困难，每个问题只选一项。

在过去的 30 天内，您在以下方面有多大困难？		无	轻度	中等	严重	极重或不能做
S1	长时间站立，如 30 分钟？	无	轻度	中等	严重	极重或不能做
S2	担负您的家庭责任？	无	轻度	中等	严重	极重或不能做
S3	学习新任务，如学习怎样去一个新的地方？	无	轻度	中等	严重	极重或不能做
S4	您以与他人相同的方式参与社区活动（例如庆节日、宗教或其他活动）方面有多大的困难？	无	轻度	中等	严重	极重或不能做
S5	您的健康状态对您的情绪影响多大？	无	轻度	中等	严重	极重或不能做

下页继续

WHODAS 2.0

世界卫生组织
失能评估表 2.0

	在过去的 30 天，您在以下方面有多大困难？					
S6	集中注意力做事情 10 分钟？	无	轻度	中等	严重	极重或不能做
S7	长距离行走，如 1 公里（或相当距离）？	无	轻度	中等	严重	极重或不能做
S8	清洗全身？	无	轻度	中等	严重	极重或不能做
S9	完成穿衣？	无	轻度	中等	严重	极重或不能做
S10	<u>与亲密的人相处？</u>	无	轻度	中等	严重	极重或不能做
S11	<u>维持持友谊？</u>	无	轻度	中等	严重	极重或不能做
S12	您的日常工作？	无	轻度	中等	严重	极重或不能做

H1	总体来说，在过去 30 天内，这些困难出现的<u>天数</u>？	记录天数_____
H2	在过去的 30 天内，您有多少天是因为健康状态而<u>完全不能</u>进行您的正常活动或工作的？	记录天数_____
H3	在过去的 30 天内，不计算完全不能的天数，有多少天是因为健康状态而<u>缩短</u>或<u>减少</u>您的正常活动或工作的？	记录天数_____

本调查完成，谢谢！

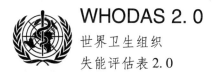

WHODAS 2.0

世界卫生组织
失能评估表2.0

12 项版本，代理调查

　　这些问题是关于您的朋友、亲戚或是您照顾的人，他由于健康状态所面临的困难。健康状态包括：疾病、持续很短或很长时间的其他健康问题，损伤，心理或情绪问题，或药物或酒精问题。

　　回想过去 30 天，根据您掌握的最全面的信息，您的朋友、亲戚或您照顾的人在做下面这些活动时有多少困难。（注意：问题中使用术语"相关人"是指"朋友"，"亲戚"或"照顾者"）。每个问题选一个答案。

H4[a]	我是这个人的_____ （单选）	1 =	丈夫或妻子	5 =	其他亲戚
		2 =	父母	6 =	朋友
		3 =	儿子或女儿	7 =	专业护理人员
		4 =	兄弟或姐妹	8 =	其他（列出）_____

[a] 问题 H1-H3 在本调查表的最后。

在过去的 30 天，您的相关人在完成以下活动时您有多大困难？						
S1	长时间站立，如 30 分钟？	无	轻度	中等	严重	极重或不能做
S2	担负他或她的家庭责任？	无	轻度	中等	严重	极重或不能做
S3	学习新任务，例如，学习怎样去一个新的地方？	无	轻度	中等	严重	极重或不能做
S4	您的相关人以与他人相同的方式参与社区活动（例如节日、宗教或其他活动）方面有多大的困难？	无	轻度	中等	严重	极重或不能做
S5	您的相关人健康状态对他或她情绪的影响多大？	无	轻度	中等	严重	极重或不能做

下页继续

在过去的 30 天内，您的相关人在以下方面有多大困难？						
S6	集中注意力做事情 10 分钟？	无	轻度	中等	严重	极重或不能做
S7	长距离行走，如 1 公里（或相当距离）？	无	轻度	中等	严重	极重或不能做
S8	清洗他或她的全身？	无	轻度	中等	严重	极重或不能做
S9	完成穿衣？	无	轻度	中等	严重	极重或不能做
S10	与陌生人交往？	无	轻度	中等	严重	极重或不能做
S11	维持友谊？	无	轻度	中等	严重	极重或不能做
S12	他或她的日常工作？	无	轻度	中等	严重	极重或不能做

H1	总体来说，在过去 30 天内，这些困难出现的天数？	记录天数_____
H2	在过去的 30 天内，他或她有多少天是因为健康状态而完全不能进行正常活动或工作的？	记录天数_____
H3	在过去的 30 天内，不计算完全不能的天数，有多少天是因为健康状态而缩减或减少他或她的正常活动或工作的？	记录天数_____

本调查完成，谢谢！

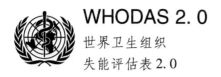

WHODAS 2.0

世界卫生组织
失能评估表2.0

12 + 24 项版本　面谈调查

介绍

　　本调查表是由 WHO 分类，术语和标准小组在 WHO/国立卫生研究院与失能分类评估组联合开发的框架下发展而来的。

　　在应用此调查表之前，调查者必须进行培训，培训使用的健康和失能评估手册为：WHO 失能评定量表手册——WHODAS 2.0（WHO 2010），包括调查者指导和其他训练材料。

　　调查者可以使用的版本如下：

36 项——面谈调查

36 项——自我测试

36 项——代理人调查

12 项——面谈调查

12 项——自我测试

12 项——代理人调查

12 + 24 项——面谈调查

　　需要各个版本的详细信息可参考 WHODAS 2.0 健康与失能评估手册：WHO 失能评定量表手册- WHODAS 2.0（WHO 2010）

　　将此调查表翻译成任何语言都应事先获得 WHO 的允许，所有的翻译都应该按照 WHO 的翻译指南进行，详细信息在附随的手册中。

　　更多信息请访问：www. who. int/whodas 或联系：

Dr T Bedirhan Üstün

Classification，Terminology and Standards

Health Statistics and Informatics

World Health Organization（WHO）

1211 Geneva 27

Switzerland

Tel：+41 22 791 3609

E- mail：ustunb@ who. int

WHODAS 2.0

世界卫生组织
失能评估表 2.0

第 1 节　首页

本调查问卷包含 WHODAS 2.0 的 12 项面谈调查版本

介绍给调查者的信息用粗体和楷体印刷，不要把它们读出来。

需要受访者听的信息用蓝色的标准打印。这些信息要大声读出来。

在每次开始前完成项目 F1 ~ F5				
F1	受访者的识别码			
F2	调查者的识别码			
F3	第几次评估（1，2 等）			
F4	面谈日期	日	月	年
F5	调查时的生活状态（单选）	独立生活		1
		帮助下生活		2
		住院		3

下页继续

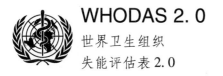

WHODAS 2.0
世界卫生组织
失能评估表 2.0

第 2 节　人口和背景信息

　　这次调查是由世界卫生组织发起的，目的是更好的了解健康状态给人们带来的困难。您在这次面谈中提供的信息是保密的，而且只会用于研究。本次访问将需要 10 ~ 20 分钟来完成。

对那些普通人（非患者）说：

即使您很健康，我也希望您能回答所有问题，以便调查完整。

我将从一些背景问题开始

A1	记录观察到的性别	女	1
		男	2
A2	您多大年纪？	＿＿＿岁	
A3	您上小学、中学、大学共学习了多少年？	＿＿＿年	
A4	您现在的婚姻状态 （单选最佳选项）	未婚	1
		已婚	2
		分居	3
		离婚	4
		丧偶	5
		同居	6
A5	哪项描述您主要工作状态最为合适？ （单选最佳选项）	有偿工作	1
		自主就业，如有自己的生意或农场	2
		无偿工作，如志愿者或慈善机构	3
		学生	4
		居家/家庭主妇	5
		退休	6
		由于健康原因失业	7
		由于其他原因失业	8
		其他（列出）＿＿＿＿	9

下页继续

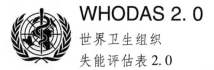

世界卫生组织
失能评估表 2.0

第 3 节　前言

告诉受访者

本次面谈是关于您的健康状态给您带来的困难。

向受访者出示抽认卡 1

我所说的健康原因是指疾病、损伤，或是持续很短或很长时间的其他健康问题，心理或情绪问题，或药物或酒精问题。

当我问您在做某项活动的困难时，记得在回答问题时要一直考虑到您的健康问题。

指着抽认卡 1 解释活动时有困难是指：

- 付出更多努力
- 不适或疼痛
- 缓慢
- 改变活动方式

对受访者说：

回答问题时，我希望您能请回想过去 30 天的情况。另外我也希望您在回答问题时考虑您做那些您过去经常完成的活动时有多大程度的困难，这一程度是指过去 30 天的平均困难程度。

向受访者出示抽认卡 2 并且说：

回答问题时请使用这一标尺。

大声的朗读标尺：

无，轻度，中等，严重，极重或不能做。

保证受访者在会面的过程中始终能够很容易的看到抽认卡 1 和抽认卡 2.

下页继续

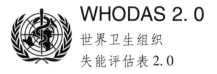

WHODAS 2.0

世界卫生组织
失能评估表2.0

第4节　核心问题

出示抽认卡2

	在过去的 30 天里，在以下方面有多大的困难？	无	轻度	中等	严重	极重或不能做
S1	长时间站立，如 30 分钟？	1	2	3	4	5
S2	担负您的家庭责任？	1	2	3	4	5
S3	学习新的任务，例如，学习怎样去一个新的地方？	1	2	3 `	4	5
S4	您以与他人相同的方式参与社区活动（例如节日、宗教或其他活动）方面有多大的困难？	1	2	3	4	5
S5	您的健康状态对您的情绪影响大小？	1	2	3	4	5

如果在 S1-S5 的答案中有任何一个大于 1 分，继续 S6-S12。如果没有，结束本次测试，对受访者说：本次访问结束，感谢您的参与。

	在过去的 30 天内，您完成以下事情有多少困难？	无	轻度	中等	严重	极重或不能做
S6	集中注意力做事情 10 分钟？	1	2	3	4	5
S7	长距离行走，如一公里（或相当距离）？	1	2	3	4	5
S8	清洗全身？	1	2	3	4	5
S9	完成穿衣？	1	2	3	4	5
S10	与陌生人交往？	1	2	3	4	5
S11	维持友谊？	1	2	3	4	5
S12	您的日常工作？	1	2	3	4	5

下页继续

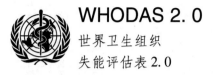

WHODAS 2.0
世界卫生组织
失能评估表 2.0

12 + 24
面谈调查

继续调查转到以下相应的领域

如果问题得到认可（编码 2-5）	转到	领域编号
S3 或 S6	⇒	1　在第 6 页
S1 或 S7	⇒	2　在第 7 页
S8 或 S9	⇒	3　在第 7 页
S10 或 S11	⇒	4　在第 7 页
S2 或 S12	⇒	5　在第 8-9 页
S4 或 S5	⇒	6　在第 10 页

领域 1　认知

我将问一些关于理解与交流方面的问题。

出示抽认卡 1 和抽认卡 2

	过去 30 天里，在以下方面您有多少困难？	无	轻度	中等	严重	极重或不能做
D1.2	能记住重要的事情？	1	2	3	4	5
D1.3	能分析日常生活中的问题并找出解决的办法？	1	2	3	4	5
D1.5	大体上理解别人说什么？	1	2	3	4	5
D1.6	开始并保持交谈？	1	2	3	4	5

下页继续

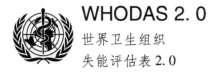

WHODAS 2.0

世界卫生组织
失能评估表 2.0

领域 2　移动

我将问您关于四处走走方面的困难。

出示抽认卡 1 和抽认卡 2

	在过去的 30 天, 在以下方面您有多少困难?	无	轻度	中等	严重	极重或不能做
D2.2	由座位站起来?	1	2	3	4	5
D2.3	在家里到处活动?	1	2	3	4	5
D2.4	从家里外出?	1	2	3	4	5

领域 3　自理

我将问您关于您照顾自己方面是否有困难。

出示抽认卡 1 和抽认卡 2

	在过去的 30 天里, 完成下面活动有多困难?	无	轻度	中等	严重	极重或不能做
D3.3	进食?	1	2	3	4	5
D3.4	独自生活几天?	1	2	3	4	5

领域 4　相处

我将问您在与人相处方面是否有困难的问题。请记住我的问题是基于您的健康状态造成的影响。包括: 疾病, 外伤, 心理和情绪问题和酒精及药物滥用的问题。

出示抽认卡 1 和抽认卡 2

	在过去的 30 天里, 完成下面活动有多困难?	无	轻度	中等	严重	极重或不能做
D4.3	与亲密的人相处?	1	2	3	4	5
D4.4	交新的朋友?	1	2	3	4	5
D4.5	性活动?	1	2	3	4	5

下页继续

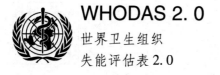

WHODAS 2.0

世界卫生组织

失能评估表 2.0

领域 5　生活活动

(1)　家庭活动

现在我将问些关于您的活动情况的问题,包括家庭活动和您照顾与您住在一起或住在您周围的人

这些活动包括烹饪、清洁、购物、关心他人和照顾自己的财产。

出示抽认卡 1 和抽认卡 2

因为您的健康状态,在去过的 30 天内,您在以下方面有多大的困难?		无	轻度	中等	严重	极重或不能做
D5.2	很好地进行最重要的家庭任务?	1	2	3	4	5
D5.3	完成所有您需要做的家庭工作?	1	2	3	4	5
D5.4	尽快地按需完成家庭工作?	1	2	3	4	5

如果在问题 D5.2- D5.4 中有任何一个的答案是好于"无"(记录为"1"),问:

D5.01	在过去的 30 天里,有多少天您因为健康状态减少或完全没有进行家务工作?	记录天数＿＿＿＿

如果答卷人有工作(包括有偿工作,无偿工作,自主就业)或仍在上学,请完成下页中问题 D5.6- D5.10,否则的话跳到第 10 页的 D6.2。(以中文版页数为准)

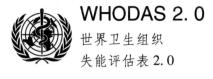

(2) 工作或学习活动

现在我将要问一些关于您工作或学习活动方面的问题

出示抽认卡 1 和抽认卡 2

由于您的健康状态，过去 30 天内您在以下方面的困难程度：		无	轻度	中等	严重	极重或不能做
D5.6		1	2	3	4	5
D5.7	完成所有您需要做的工作？	1	2	3	4	5
D5.8	尽快地完成您需要做的工作？	1	2	3	4	5
D5.9	由于健康状态您必须降低工作强度？				否	1
					是	2
D5.10	健康状态导致您的收入减少？				否	1
					是	2

如果 D5.6-D5.10 问题中任何一项的答案是 1 以上，问患者

D5.02	在过去的 30 天内，有多少天您因为健康状态而半天或超过半天无法工作？	记录天数_____

下页继续

领域 6 参与

现在我将问关于您健康状态在参与社会活动方面对您和您的家庭造成的影响。其中有些问题可能包括了一些超过 30 天的情况，但是请您主要考虑 30 天之内的情况。另外，再次提醒您回答这些问题时要考虑到健康状态：躯体的，精神和情绪的，药物和酒精相关的问题。

出示抽认卡 1 和抽认卡 2

在过去 30 天内，您在以下方面有多大困难		无	轻度	中等	严重	极重或不能做
D6.2	您在生活的环境中因为障碍或妨害而存在的困难有多大？	1	2	3	4	5
D6.3	因为他人的态度和做法，您有尊严的生活有多大的困难？	1	2	3	4	5
D6.4	您在为您的健康状态或其后果上花了多少时间？	1	2	3	4	5
D6.6	您的健康状态给您或您的家庭带来了多大的经济损失？	1	2	3	4	5
D6.7	您的健康状态对您的家庭有多大影响？	1	2	3	4	5
D6.8	您独自进行放松或娱乐活动时有多大的困难？	1	2	3	4	5

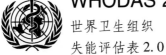

WHODAS 2.0

世界卫生组织
失能评估表 2.0

H1	总体来说，在过去 30 天内，这些困难出现的天数？	记录天数_____
H2	在过去的 30 天内，您有多少天是因为健康状态而完全不能进行您的正常活动或工作的？	记录天数_____
H3	在过去的 30 天内，不计算完全不能的天数，有多少天是因为健康状态而缩短或减少您的正常活动或工作的？	记录天数_____

本调查结束。谢谢您的参与。

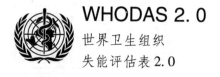

WHODAS 2.0

世界卫生组织
失能评估表 2.0

健康状态：

- 疾病或其他健康问题
- 损伤
- 心理或情绪问题
- 酗酒
- 药物滥用

有活动困难的意思是：

- 付出更多努力
- 不适或疼痛
- 缓慢
- 改变活动方式

只考虑过去 30 天。

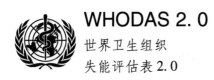

WHODAS 2.0

世界卫生组织
失能评估表2.0

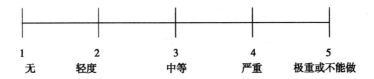

1	2	3	4	5
无	轻度	中等	严重	极重或不能做

缩写词和缩略语

BAI	Barthel 日常生活活动能力指数
CAR	跨文化应用研究
CIDI	复合国际诊断采访
FIM	功能独立性测量
GP	一般实践者
ICC	内部类相关系数
ICF	国际功能、残疾和健康分类
ICF-CY	国际功能、残疾和健康分类儿童及青少年版本
ICIDH	国际病损、残疾和残障分类
LHS	伦敦残障量表
PCM	部分分数模型
SCAN	临床精神病评估目录
SF-12	医学结果研究 12 项简短健康调查
WHO	世界卫生组织
WHODAS 2.0	世界卫生组织失能评定量表 2.0 版
WHOQOL	世界卫生组织生活质量
WHOQOL-BREF	世界卫生组织生活质量简短量表
WHS	世界健康调查
WMHS	世界心理健康调查

参考文献

1. World Health Organization. *World health report 2000*. Geneva, WHO, 2000.

2. World Health Organization. *International classification of functioning, disability and health (ICF)*. Geneva, World Health Organization, 2001.

3. Üstün TB et al. *Disability and culture: universalism and diversity*. Seattle, Hogrefe & Huber Publishers, 2001.

4. Üstün TB et al. World Health Organization Disability Assessment Schedule II (WHO DAS II): development, psychometric testing and applications. *Bulletin of the World Health Organization*, 2010, In press.

5. Perini S, Slade T, Andrews G. Generic effectiveness measures: sensitivity to symptom change in anxiety disorders. *Journal of Affective Disorders*, 2006, 90(2–3):123–130.

6. Harwood R et al. Measuring handicap: the London handicap scale, a new outcome measure for chronic disease. *Quality and Safety in Health Care*, 1994, 3(1):11–16.

7. Ware J, Sherbourne C. The MOS 36-item short-form health survey (SF-36). I. Conceptual framework and item selection. *Medical Care*, 1992, 30(6):473–483.

8. Ware J et al. *SF-36 health survey - manual and interpretation guide*. Boston, Massachusetts, Nimrod Press, 1993.

9. Hays R, Prince-Embury S, Chen H. *RAND-36 health status inventory: manual*. San Antonio, McHorney, 1998.

10. Jenkinson C, Fitzpatrick R, Argyle M. The Nottingham Health Profile: an analysis of its sensitivity in differentiating illness groups. *Social Science & Medicine*, 1988, 27(12):1411–1414.

11. Hunt S et al. The Nottingham Health Profile: subjective health status and medical consultations. *Social Science & Medicine*, 1981, 15(3):221–229.

12. Granger C et al. Performance profiles of the functional independence measure. *American Journal of Physical Medicine and Rehabilitation*, 1993, 72:84–89.

13. Hobart J, Thompson A. The five item Barthel index. *Journal of Neurology, Neurosurgery & Psychiatry*, 2001, 71(2):225–230.

14. Mahoney F, Barthel D. Functional evaluation: the Barthel index. *Maryland State Medical Journal*, 1965, 14:56–61.

15. Kostanjsek N et al. Reliability of the World Health Organization disability assessment schedule - WHODAS II: subgroup analyses *(submitted for publication)*.

16. Frick et al. Psychometric properties of the World Health Organization disability assessment schedule. *(WHO DAS II) (submitted for publication)*.

17. Jablensky A et al. Schizophrenia: manifestations, incidence and course in different cultures. A World Health Organization ten-country study. *Psychological Medicine Monograph Supplement*, 1992, (20):1–97.

18. Jablensky A, Schwarz R, Tomov T. WHO collaborative study on impairments and disabilities associated with schizophrenic disorders. A preliminary communication: objectives and methods. *Acta Psychiatrica Scandinavica*, 1980, 62(S285):152–163.

19. Leff J et al. The international pilot study of schizophrenia: five-year follow-up findings. *Psychological Medicine,* 1992, 22(1):131–145.

20. World Health Organization. *WHO psychiatric disability assessment schedule.* Geneva, WHO, 1988.

21. Wiersma D, De Jong A, Ormel J. The Groningen Social Disabilities Schedule: development, relationship with ICIDH, and psychometric properties. *International Journal of Rehabilitation Research,* 1988, 11(3):213–224.

22. Wiersma D et al. *GSDS-II - The Groningen Social Disabilities Schedule, second version.* Groningen, University of Groningen, Department of Social Psychiatry, 1990.

23. Sartorius N, Üstün TB. The World Health Organization Quality of Life Assessment (WHOQOL): position paper from the World Health Organization. *Social Science & Medicine,* 1995, 41(10):1403–1409.

24. Ziebland S, Fitzpatrick R, Jenkinson C. Tacit models of disability underlying health status instruments. *Social Science & Medicine,* 1993, 37(1):69–75.

25. Andrews G, Peters L, Teesson M. *The measurement of consumer outcome in mental health: a report to the National Mental Health Information Strategy Committee.* Canberra, Australian Government Publishing Service, 1994.

26. Ware J, Kosinski M, Keller SD. A 12-item short-form health survey: construction of scales and preliminary tests of reliability and validity. *Medical Care,* 1996, 34:220–233.

27. The WHOQOL Group. Development of the World Health Organization WHOQOL-BREF quality of life assessment. *Psychological Medicine,* 1998, 28(3):551–558.

28. World Health Organization. *ICF checklist.* Geneva, WHO, 2001.

29. Chisholm D et al. Responsiveness of the World Health Organization Disability Assessment Schedule II (WHO DAS II) in a different cultural settings and health populaitons. *Submitted for publication,* 2009.

30. Mokken RJ. *A theory and procedure of scale analysis.* The Hague, Mouton, 1971.

31. Birnbaum A. Some latent trait models and their use in inferring an examinee's ability. In: Lord FM, Novick MR, eds. *Statistical theories of mental test scores.* Reading, MA, Addison Wesley, 1968.

32. American Psychological Association. *Standards for educational and psychological tests.* Washington DC, APA, 1974.

33. Chisolm T et al. The WHO-DAS II: psychometric properties in the measurement of functional health status in adults with acquired hearing loss. *Trends in Amplification,* 2005, 9:111–126.

34. Üstün TB et al. WHO multi-country survey study on health and responsiveness 2000-2001. In: *Health systems performance assessment: debates, methods and empiricism.* Geneva, World Health Organization, 2003:761–796.

35. Üstün TB et al. The world health surveys. In: Murray CJL, Evans DB, eds. *Health systems performance assessment: debates, methods and empiricism.* Geneva, World Health Organization, 2003.

36. Kessler R, Üstün TB. *The WHO world mental health surveys: global perspectives on the epidemiology of mental disorders.* New York, Cambridge University Press, 2008.

37. Baskett J et al. Functional disability in residents of Auckland rest homes. *New Zealand Medical Journal,* 1991, 104:200–202.

38. Buist-Bouwman M et al. Psychometric properties of the World Health Organization Disability Assessment Schedule used in the European Study of the Epidemiology of Mental Disorders. *International Journal of Methods in Psychiatric Research,* 2008, 17(4):185–197.

39. Scott K et al. Disability in Te Rau Hinengaro: the New Zealand mental health survey. *Australian and New Zealand Journal of Psychiatry,* 2006, 40(10):889–895.

40. Reich J. DSM-III diagnoses in social security disability applicants referred for psychiatric evaluation. *Journal of Clinical Psychiatry,* 1986, 47(22):81–82.

41. Alonso J et al. Disability and quality of life impact of mental disorders in Europe: results from the European Study of the Epidemiology of Mental Disorders (ESEMeD) project. *Acta Psychiatrica Scandinavica,* 2004, 109(Suppl 420):38–46.

42. World Health Organization, United Nations Economic and Social Commission for Asia and the Pacific. *Training manual on disability statistics.* Bangkok, WHO and UNESCAP, 2008.

43. O'Donovan M-A, Doyle A. *Measuring activity and participation of people with disabilities – an overview.* Dublin, Health Research Board, 2006.

44. Gallagher P, Mulvany F. Levels of ability and functioning: using the WHODAS II in an Irish context. *Disability & Rehabilitation,* 2004, 26(9):506–517.

45. Instituto Nacional de Estadísticas y Censos de Nicaragua (INEC). *Encuesta Nicaragüense para personas con discapacidad (ENIDS) 2003: Capítulo 2, Concepto y prevalencia de la discapacidad [Nicaraguan survey of persons with disability 2003: Chapter 2, Concepts and prevalence of disability].* Managua, INEC, 2003.

46. Secretaria de Salud. Encuesta nacional de evaluación del disempeño, 2003 [National survey to evaluate ability, 2003]. In: *Programa nacional de salud 2007–2012 — Anexos.* México, Secretaria de Salud, 2007.

47. Fondo Nacional de la Discapacidad (FONADIS). *Primer estudio nacional de la discapacidad en Chile (ENDISC 2004) [First national study of disability in Chile].* Santiago de Chile, FONADIS, 2005.

48. Ministerio de Salud — Programa Nacional de Rehabilitación. *Certificación de la discapacidad en Nicaragua [Certification of disability in Nicaragua].* Managua, Ministerio de Salud — Programa Nacional de Rehabilitación, 2004.

49. Ministerio de la Presidencia de la Republica de Panamá y Ministerio de Economía y Finanzas. *Estudio sobre la prevalencia y caracterización de la discapacidad en la República de Panamá [Study of the prevalence and character of disability in the Republic of Panama].* Panamá City, Ministerio de la Presidencia de la Republica de Panamá y Ministerio de Economía y Finanzas, 2006.

50. United Nations Development Programme, World Health Organization, International Federation of Red Cross and Red Crescent Societies. *Tsunami recovery impact assessment and monitoring system (TRIAMS) — second regional TRIAMS workshop, Bangkok, 21–23 March 2007.* UNDP, WHO, IFRC, 2009.

51. Federici S et al. World Health Organisation Disability Assessment Schedule II: contribution to the Italian validation. *Disability and rehabilitation,* 2009, 31(7):553–564.

52.   McGee R, Stanton W. Parents reports of disability among 13-year olds with DSM-III disorders. *The Journal of Child Psychology and Psychiatry and Allied Disciplines,* 1990, 31:793–801.

53.   Baron M et al. The clinimetric properties of the World Health Organization Disability Assessment Schedule II in early inflammatory arthritis. *Arthritis & Rheumatism,* 2008, 59(3):382–390.

54.   Schlote A et al. [Use of the WHODAS II with stroke patients and their relatives: reliability and inter-rater-reliability]. *Rehabilitation (Stuttg),* 2008, 47(1):31–38.

55.   Hudson M et al. Quality of life in systemic sclerosis: psychometric properties of the World Health Organization Disability Assessment Schedule II. *Arthritis & Rheumatism,* 2008, 59(2):270–278.

56.   McFarlane A. The international classification of impairments, disabilities and handicaps: its usefulness in classifying and understanding biopsychosocial phenomena. *Australian and New Zealand Journal of Psychiatry,* 1988, 22(1):31–42.

57.   Posl M, Cieza A, Stucki G. Psychometric properties of the WHODASII in rehabilitation patients. *Quality of Life Research,* 2007, 16(9):1521–1531.

58.   Soberg H et al. Long-term multidimensional functional consequences of severe multiple injuries two years after trauma: a prospective longitudinal cohort study. *Journal of Trauma,* 2007, 62(2):461–470.

59.   Bryan S, Parkin D, Donaldson C. Chiropody and the QALY: a case study in assigning categories of disability and distress to patients. *Health Policy,* 1991, 18:169–185.

60.   Kim J et al. Physical health, depression and cognitive function as correlates of disability in an older Korean population. *International Journal of Geriatric Psychiatry,* 2005, 20(2):160–167.

61.   Chopra P, Couper J, Herrman H. The assessment of patients with long-term psychotic disorders: application of the WHO Disability Assessment Schedule II. *Australian and New Zealand Journal of Psychiatry,* 2004, 38(9):753–759.

62.   Ertugrul A, Ulug B. Perception of stigma among patients with schizophrenia. *Social Psychiatry and Psychiatric Epidemiology,* 2004, 39(1):73–77.

63.   Annicchiarico R et al. Qualitative profiles of disability. *Journal of Rehabilitation Research and Development,* 2004, 41(6A):835–846.

64.   McKibbin C, Patterson T, Jeste D. Assessing disability in older patients with schizophrenia: results from the WHODAS-II. *Journal of Nervous and Mental Disease,* 2004, 192:405–413.

65.   Norton J et al. Psychiatric morbidity, disability and service use amongst primary care attenders in France. *European Psychiatry,* 2004, 19:164–167.

66.   The Mental Health and General Practice Investigation (MaGPIe) Research Group. General practitioner recognition of mental illness in the absence of a 'gold standard'. *Australian and New Zealand Journal of Psychiatry,* 2004, 38:789–794.

67.   Kemmler G et al. Quality of life of HIV-infected patients: psychometric properties and validation of the German version of the MQOL-HIV. *Quality of Life Research,* 2003, 12:1037–1050.

68.   Edwards G, Arif A, Hodgson R. Nomenclature and classification of drug- and alcohol-related problems: a WHO memorandum. *Bulletin of the World Health Organization,* 1981, 59:225–242.

69.   Chwastiak L, Von KM. Disability in depression and back pain: evaluation of the World Health Organization Disability Assessment Schedule (WHO DAS II) in a primary care setting. *Journal of Clinical Epidemiology,* 2003, 56(6):507–514.

70. Chwastiak L, Von Korff M. Disability in depression and back pain: responsiveness to change of the WHO Disability Assessment Schedule (WHO DAS II) in a primary care setting. *Journal of Clinical Epidemiology,* 2003, 56:507–514.

71. Van Tubergen A et al. Assessment of disability with the World Health Organization Disability Assessment Schedule II in patients with ankylosing spondylitis. *Annals of the Rheumatic Diseases,* 2003, 62:140–145.

72. Olivera Roulet G. *La aplicación de la CIF en la Argentina desde el ano 2003 [The application of CIF in Argentina since 2003].* Buenos Aires, Ministerio de Salud – Servicio Nacional de Rehabilitación, 2007.

73. Wing J, Sartorius N, Üstün TB. *Diagnosis and clinical measurement in psychiatry, a reference manual for the SCAN system.* Cambridge, Cambridge University Press, 1995.

74. Üstün TB et al. Multiple-informant ranking of the disabling effects of different health conditions in 14 countries. WHO/NIH Joint Project CAR Study Group. *Lancet,* 1999, 354(9173):111–115.

75. Lord F, Novick M. *Statistical theories of mental test scores.* Reading, MA, Addison Wesley, 1968.

76. Rasch G. *Probabilistic models for some intelligence and attainment tests. 2nd edition.* Chicago, University of Chicago Press, 1980.

77. Ford B. An overview of hot-deck procedures. In: Madow W, Olkin I, Rubin D, eds. *Incomplete data in sample surveys.* Academic Press, New York, 1983:185–207.

78. Rubin D. *Multiple imputation for nonresponse in surveys.* New York, John Wiley & Sons, 1987.

57检